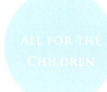

ALL FOR THE CHILDREN

公益在心
志愿在行

一切为了孩子

李倩 主编

復旦大學 出版社

图书在版编目(CIP)数据

公益在心　志愿在行:一切为了孩子/李倩主编;
傅丽丽,简杜莹,汪庭娟执行主编. -- 上海:复旦大学
出版社,2024.9. -- ISBN 978-7-309-17550-9
Ⅰ. R197.1
中国国家版本馆 CIP 数据核字第 2024WJ9628 号

公益在心　志愿在行:一切为了孩子
李　倩　主编
傅丽丽　简杜莹　汪庭娟　执行主编
责任编辑/王　瀛

复旦大学出版社有限公司出版发行
上海市国权路 579 号　邮编:200433
网址:fupnet@fudanpress.com　http://www.fudanpress.com
门市零售:86-21-65102580　团体订购:86-21-65104505
出版部电话:86-21-65642845
上海光扬印务有限公司

开本 787 毫米×1092 毫米　1/16　印张 9.75　字数 135 千字
2024 年 9 月第 1 版
2024 年 9 月第 1 版第 1 次印刷

ISBN 978-7-309-17550-9/R · 2109
定价:88.00 元

如有印装质量问题,请向复旦大学出版社有限公司出版部调换。
版权所有　侵权必究

谨以此书致敬

复旦大学附属儿科医院心血管中心原主任

贾 兵 教授

编 委 会

主　　编：李　倩
执 行 主 编：傅丽丽　简杜莹　汪庭娟
副 主 编：王　艺　翟晓文　张晓波　董岿然　孙金峤
　　　　　沈　桢
编　　委（按姓氏笔画排序）：
　　　　　马瑞雪　王　艺　王　婷　王慧美　叶　明
　　　　　朱晓华　庄　英　刘玉楣　刘　芳　刘泳志
　　　　　孙金峤　杨晨皓　李　倩　汪庭娟　沈　桢
　　　　　张灵慧　张晓波　赵趣鸣　柳龚堡　徐　虹
　　　　　袁　琳　袁筱英　董岿然　董　颖　傅丽丽
　　　　　简杜莹　翟晓文
采访/执笔：严晓慧

序一

当我翻开这本名为《公益在心 志愿在行——一切为了孩子》的新书时，内心充满了感慨与欣慰。作为先后从事过精神文明建设、妇女儿童工作和高等教育，现在又从事儿童友好城市决策咨询工作的我，对此书讲述的内容和部分访谈的嘉宾十分熟悉而亲切，深知九年如一日坚持深入边远山区、为病患儿童筛查诊疗、志愿服务殊为不易，深知执着于"一切为了孩子"信念的医护员工之于儿童友好城市建设殊为宝贵，也一路见证了复旦大学附属儿科医院（简称"复旦儿科医院"）这些年在医疗诊治、公益慈善、儿童友好等方面所做出的卓越贡献。

此书以访谈形式呈现，生动细腻，真实感人。一气读来，欲罢不能，不时被震撼，久久在感动。这本书不仅记录了复旦儿科医院医疗团队医者仁心无私奉献、为孩子们带来希望的感人故事，更是一部展现儿童友好、乡村振兴伟大实践的深情记录。它详细描述了复旦儿科医院医疗团队如何在西部偏远乡村地区开展医疗筛查，如何与当地政府、社会组织紧密合作，为需要帮助的孩子们提供慈善手术。每一篇文章、每一句话语都凝聚着医者的仁心与智慧，也传递着对孩子们深深的爱与关怀。

儿童是国家的未来，是民族的希望。建设儿童友好城市，寄托着人民对美好生活的向往，事关广大儿童健康成长和美好未来，任重而道远。投身志愿服务是精神文明、社会进步的重要标志，也是人的全面发展之重要体现。在儿童友好城市和精神文明建设的道路上，复旦儿科医院始终走在前列。他们不仅为孩子们提供优质的医疗服务，同时关注孩子们的心理健康、成长环境以及教育问题，更是身体力行在全社会倡导儿童友好、志愿服务的理念。在这部新书中,我们可以看到医院是如何发动组织医护团队,全方位、多角度的关怀西部偏远地区的儿童,不辞辛劳地从万千少年儿童中筛查出先天性心脏病(简称"先心病")和骨科及眼科系统疾病的患儿,让他们和他们的家庭不敢奢望的心愿得以梦想成真,更是使他们感受到关爱与尊重,让他们的童年充满健康与欢笑,人生充满自信与阳光,真正体现了儿童友好的精神内涵。

乡村振兴不仅是经济问题,更是社会问题、民生问题,也是中国式现代化建设的基础性、战略性问题。复旦儿科医院坚持九年的边远地区儿童疾病筛查志愿服务项目,为乡村地区的孩子们带来了健康,为更多家庭带来了希望,更为当地经济社会发展注入了新的活力。这群令人肃然起敬的白衣志愿者们,用实际行动诠释了什么是纯粹的医者仁心与家国情怀,什么是真正的社会责任与使命担当。这部新书将启发更多的人关注边远地区儿童、关注乡村振兴,激励更多的人行动起来,投身志愿服务和儿童友好建设行列,为中国式现代化添砖加瓦。

最后,我要向复旦儿科医院的医疗团队和志愿者们表示崇高的敬意和衷心的感谢,感谢他们为儿童健康事业、为儿童友好城市建设所做的一切努力和付出!希望复旦儿科医院更好弘扬儿童友好理念和志愿服务精神,把这件利国利民的好事坚持下去,做得更好。同时,我也祝愿《公益在心 志愿在行——一切为了孩子》这本书能够广泛传播,让更多的人了解并参与到儿童友好城市建设和乡村振兴的伟大实践中来,携手为孩子们创造一个更加美好的未来!

让我们共同铭记:一切为了孩子。

是为序。

上海市儿童友好城市建设发展研究中心
决策咨询委员会主任

序二

中国是人口大国,儿童数量庞大,儿童既是我们国家最宝贵的财富,也是国家潜力最大的资源。然而,由于地区发展不平衡、家庭经济条件差异等多种原因,仍有部分儿童面临着生活困难、健康问题等挑战,需要我们共同关注并行动起来。自1996年党中央确定上海市对口帮扶云南省以来,沪滇结对帮扶已历经28载春秋。

在《公益在心 志愿在行——一切为了孩子》这本书里,见证了山海情谊厚,沪滇一家亲的理念,更见证了复旦儿科医院"一切为了孩子"的宗旨。"中央要求,云南所需,上海所能",多年来复旦儿科医院积极响应国家健康扶贫的号召,组建、孵化一支团队成员多元化、组织队伍高凝聚力的医疗志愿服务团队,多次穿越2 000余公里,以"钉钉子精神",连续九年深入云南山区,秉承着"不漏筛任何一个孩子"的信念,"组团式"将一线的医疗资源源源不断地送到千万山区的儿童面前,使更多优质的医疗资源能够造福基层百姓,为千家万户带去希望和幸福,努力践行以健康乡村建设护航乡村振兴。

复旦儿科医院深入学习贯彻习近平总书记关于妇女儿童工作的重要指示、重要论述,将国家战略和儿童健康紧紧联系在一起,全力助推妇幼健康事业稳步前行,开展了大量卓有成效的工作。希望复旦儿科医院坚定医疗初心,积极发挥国家儿童医学中心辐射引领作用,夯实医疗救助托底,助力乡村振兴战略,稳步推进健康中国行动的落实落地。也希望能够有更多的医疗机构加入这一项非常有意义的工作中来,为进一步减少偏远地区因病致贫、因病返贫的发生,以及提升我国儿童健康事业发展水平、护佑儿童健康贡献一份力量!

上海市卫生健康委员会一级巡视员

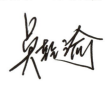

序三

医学发展,在关爱生命、促进健康、治疗疾病的探索与实践中不断进步。志愿服务是个人或团体主动、无偿地参与社会公益事业,为他人提供帮助和服务的高尚行为。纵观人类社会进步的发展史,医学志愿服务拥有极为深厚的历史底蕴与光荣传统,志愿者们凭借着崇高信仰与精湛医术,为人们灭除病苦、重获健康,践行着"病日新、医日进"的宗旨意识。

作为提供医学志愿服务的重要组成部分,医学院及其附属医院为社会进步和人民健康做出了重要贡献并获得了广泛认可。拥有近百年历史的复旦大学上海医学院就是其中的佼佼者。自1927年创立以来,上医始终坚持"为人群服务 为强国奋斗"的崇高精神与鲜明底色。20世纪20年代,附属华山医院(前身为中国红十字会总医院)代表中国前往日本关东大地震的救援现场,完成了历史上中国第一次国际救援任务;20世纪30年代,上医及其附属医院组建了多支医疗救护队,救治了大量受伤士兵为抗日战争的胜利作出了贡献;建国初期,上医践行"国有召 我有应"的信念组建了抗美援朝医疗队,为保家卫国奉献"光"与"热";1968年,上医不同系、不同年级的青年医学生组成"指点江山"医疗队,奔赴贵州省最贫困的地方,迎难而上,用医学知识为当地群众灭除病苦。每当国家遭遇挑战与风险时,在历次除瘟战疫和医疗救治的战斗中,上医人志愿服务的身影始终奋斗在前线、在一线。从"一门四代血防人"消灭血吸虫病的壮举,再到抗震救灾、抗击非典、勇斗新冠以及援外医疗等历次大考大战中,上医人用仁心仁术与大爱无疆生动诠释了新时代医学志愿服务的伟大与光荣。

作为复旦上医在医疗服务领域的一面"旗帜",复旦儿科医院自1952年创院以来,在首任院长陈翠贞教授的带领下,在刘湘云、金汉珍、金百祥、宁寿葆等一大批国内外著名专家的接续奋斗下,逐渐发展壮大,成为国内首屈一指的儿童专科医院。同时,作为国家儿童医学中心之一,在儿科急危重症、疑难患儿的诊治以及制定诊疗指南和行业规范、培养临床技术骨干和学科带头人等关键领域承担着重要使命、做出了突出贡献。

与此同时,复旦儿科医院始终铭记"医者初心"与"人民所盼"。建院70余年来,弘扬"一切为了孩子"的优良传统,为成千上万的儿童及家庭提供了优质和人性化的医学志愿服务,为祖国的灿烂明天不懈奋斗。《公益在心 志愿在行——一切为了孩子》一书为我们生动展示了复旦儿科医院主动与慈善机构联手,积极开展对我国云南偏远地区先心病以及眼疾、骨科疾病患儿的义诊筛查与诊疗,为孩子们重获健康提供了全方位志愿服务。九年来,一批批医务工作者们投身医疗帮扶和志愿服务,通过多方争取社会力量的支持,克服高海拔和复杂气候等种种挑战,始终把患儿健康作为自己的初心使命。在医学志愿服务中,还不忘传递党和国家的关心、关爱,于彩云之南绘就了儿科天使志愿者的动人篇章。

最后,祝贺本书正式出版。我相信复旦儿科医院作为健康中国的建设者、守护者,作为儿童健康事业的实践者、倡导者,必定会做出新的更伟大贡献,也必定会在服务国家和人民健康的伟大征程中取得更大发展。

复旦大学党委副书记
上海医学院党委书记

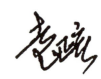

序四

从 2016 年开始，上海市志愿服务公益基金会在云南省迪庆藏族自治州香格里拉市调研时发现，当地先心病发病率相对较高。返沪后，与复旦儿科医院研究，基金会与复旦儿科医院决定尝试探索：通过项目援助，实现对儿童先心病从普遍筛查、诊断到手术治疗的全程公益支持，助力国家攻克"因病致贫、因病返贫"的脱贫攻坚"硬骨头"。

九年来，基金会携手儿科爱心天使志愿者团队扎根云南，先后前往迪庆的香格里拉市、维西县、德钦县，大理云龙县，普洱的孟连县、西盟县、澜沧县，昭通大关县，文山西畴县等地，将爱的足迹印在了许许多多需要温暖的地方。项目至今共计为云南偏远地区的近 5 万名儿童筛查先心病及眼科、骨科等疑难杂症，帮助 200 余名孩子来沪接受慈善手术，基金会出资 200 余万元，资助来沪儿童的治疗手术费用、云南往返上海所需的机票以及在沪交通、住宿、生活物资等费用。这些与项目相关的一个个数字背后，是一个个跳动的小心脏，一条条鲜活的小生命，映照着一个个家庭未来的希望。

为更好凝聚社会爱心力量，进一步彰显"大爱人间、情满申城"城市温度，在市相关部门指导下，2023 年 9 月，基金会首次推出点亮"心"希望"儿童先心病筛查"公募项目，得到许多爱心企业和爱心人士的大力支持，自公募以来，共筹得善款 110 多万元。2024 年 3 月，儿童先心病筛查公募项目从"心"出发，再次启航，继续坚持不懈地努力为更多贫困地区的先心病患儿家庭带去希望。

志愿始于心，奉献在于行。坚持做志愿服务不易，坚持九年做志愿服务更加值得敬佩。这场跨越千里、历时九年的爱心接力,离不开医务人员的精诚奉献,你们每一次出发,都会改变数十个孩子家庭的命运;也离不开志愿者的善心善行,你们的每一次关爱,都为需要的人送去温暖与力量;更离不开爱心人士的拳拳爱心,你们的每一次捐赠,让爱与希望在孩子们的心中发芽……这本书将带你真切走近并认识那些无私奉献的医者、阳光温暖的社工、充满爱心的志愿者……让许许多多不为人知的感动再现在你的眼前。

去日斐然,皆成序章。心之所向,素履以往!巩固拓展脱贫攻坚成果,是脱贫攻坚战取得全面胜利后,全面推动乡村振兴的底线任务。上海市志愿服务公益基金会将始终坚守初心,携手复旦儿科医院深化合作,继续开展对边远地区儿童疾病筛查志愿服务项目,让孩子们重获健康的身体,积极探索乡村振兴与可持续发展之路,让广大儿童得以享受社会发展的成果,让每一位儿童共享一片蓝天,共赴美好的未来。

祝贺《公益在心 志愿在行——一切为了孩子》这本书的顺利出版,我们衷心希望社会各界对困难家庭儿童的健康问题予以更多关注,有更多的爱心企业和爱心人士携手志愿加入,和我们一起让爱延续,点亮"心"希望,携手传温情。因为守护儿童,就是守护祖国的未来。

上海市志愿服务公益基金会理事长

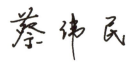

前言

少年儿童是祖国的未来,是中华民族的希望。习近平总书记强调,孩子们成长得更好,是我们最大的心愿。作为国家儿童医学中心,复旦儿科医院秉承"一切为了孩子"的办医宗旨,承担着护佑儿童健康的重要使命和责任。在常规医疗服务的基础上,复旦儿科医院臻善于心、汇善于行、主动作为、示范领航,竭力为患儿及家庭带去有温度的医疗和照护。自2016年起,复旦儿科医院就致力于与社会慈善力量合作,汇聚力量,跨越山水,坚持在云南等边远地区开展疾病科普、筛查、义诊以及慈善医疗和手术,造福了众多孩子和家庭,取得了良好的社会反响,成为复旦儿科医院引领医学人文和慈善事业发展的重要内容。

回望过去,边远地区儿童疾病筛查志愿服务项目已迈入第九个年头,有太多的感慨和故事。2016年,上海市志愿服务公益基金会陈振民理事长在云南香格里拉志愿扶贫调研中了解到,许多学龄前后的先心病患儿由于没有得到及时诊断而错过最佳治疗时机,有的孩子因病辍学,极大影响到他们的健康成长和家庭幸福。复旦儿科医院积极响应国家健康扶贫的号召,凭借深厚的学科综合实力和突出的临床专科优势,当仁不让地扛起医疗筛查和救助的责任。于是,儿科人迅速行动起来,组建了一支由医护人员、医务社工、基金会工作人员、社会爱心人士以及热心公益的志愿者组成的"儿科天使志愿者服务队",连续9年远赴云南等边远地区开展儿童疾病筛查,真心、全情、倾力为孩子们筑起一道健康屏障。至今,志愿服务队完成5万余名孩子的先心病以及骨科、眼科等疾病的筛查,为其中240余名重症并经济困难的孩子开展了慈善手术,撬动了1 200余万元的爱心资金，帮助患儿家庭重新构建起生活的希望。

本书采用访谈的形式，以多维的视角从缘起、结缘、圆缘、助缘、善缘到续缘的脉络去生动讲述了一群人坚守公益之心，患儿所需，心有所往的故事。在本书中，你将看到默默奉献的儿科天使志愿者们，他们克服万难，不远千里去到边远地区，深入一所所学校，走访一个个家庭，为孩子们带去专业的诊断和悉心的照顾；你也将读到许多感人的点滴，山海情深，看到那些因为疾病筛查而重获健康的可爱的孩子们……

谨以此书感谢所有参与边远地区儿童疾病筛查志愿服务项目的爱心人士们！感谢始终奋斗在筛查和医疗一线的医务人员！感谢每一位勇敢的小患者，绽放出生命的顽强与美丽！

最后，还要特别感谢在本书编撰与出版中付出辛勤劳动的所有工作人员。感谢全体编委，感谢担任采访与撰稿的严晓慧老师，感谢复旦大学出版社的编辑、美编以及印刷等老师们……正是你们的辛勤付出，才能让这些生动的故事展现出来！

我们也希望这本书能够成为一座桥梁，链接善的力量，让更多的人加入我们，为每一个孩子的健康成长贡献一份力量，书写出更多爱的篇章。

"公益在心 志愿在行"，愿更多的人能以一颗公益之心，行志愿之路，为边远地区的每一个孩子筑起健康的屏障，为他们的未来播撒希望的种子！

2024 年 9 月

目录

第一章　缘起 ⋯⋯⋯⋯⋯ 001

第二章　结缘 ⋯⋯⋯⋯⋯ 016

第三章　圆缘 ⋯⋯⋯⋯⋯ 037

第四章　助缘 ⋯⋯⋯⋯⋯ 064

第五章　善缘 ⋯⋯⋯⋯⋯ 083

第六章　续缘 ⋯⋯⋯⋯⋯ 114

后记 ⋯⋯⋯⋯⋯ 126

附录 ⋯⋯⋯⋯⋯ 130

第一章

缘起 YUAN QI

受访嘉宾 》 **陈振民**

中国志愿服务联合会副秘书长、上海市志愿者协会副会长、上海市志愿服务公益基金会荣誉理事长,上海市精神文明建设委员会办公室原副主任。

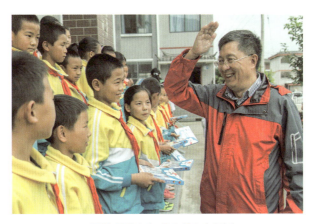

一颗"为天地立心,为生民立命"的心

采访手记：

冬日，午阳暖照，走进一片金黄涂染的水杉林，在一间暖色调的木质小屋里，我非常荣幸地拜见了陈老师（他不喜欢别人叫他"理事长"，更喜欢被称作"陈老师"）。

我手捧热气氤氲的咖啡，听陈老师讲关于"慈善与志愿"的援滇故事。

他动情叙述，我不知不觉敬意升腾，这让我们之间的一问一答渐渐深入、升温……

善念动，百缘生。冬阳虽不热烈，但一段段基于需求、回应痛点、温暖人心的志愿故事，热力四射！在时空跳跃的故事里，我看到了陈老师那一颗"为天地立心，为生民立命"的心，热辣滚烫！

吹响集结号第一人

出任上海市志愿服务公益基金会理事长，是陈老师职业生涯的第五站，即便年逾花甲，但斗志不减当年。

对于一路走来的职业、亦是志业之路，陈老师由衷感慨：要感恩这个时代，感恩历史给我的机遇，感恩一路遇到的好领导、好同事，让我一辈子能够从事与城市精神文明、与市民文化有缘的工作！

在职业生涯的第四站，也就是在上海市文明办工作期间，陈老师作为组织者，曾全程参与上海市志愿服务的兴起与发展。因缘所致，到他行将退休之际，市里要成立"志愿服务公益基金会"，陈老师就成为领导和同事们眼中的最佳人选，当仁不让地出任上海市志愿服务公益基金会的理事长。

要打造一个除政府支持之外、依托社会资金的募集来开展志愿服务项目资助,使上海市志愿服务能得到健康的、可持续发展的这样一个平台,并且,这个平台在当年还是全国首创,因此,它的理念、运行以及成效,在全国无疑都承载着引领的意义!

肩负如此重任、怀揣如此初心,陈老师上任伊始就围绕主旨,全面铺开两项工作:募集资金、资助项目。

"与一般的慈善基金会开展的活动不一样,我们是把慈善与志愿相结合,既通过组织慈善捐赠来支持志愿者开展服务,也通过志愿服务来开展慈善活动。慈善行为的主体是奉献资金;志愿服务,主体是奉献人的智能、体能,以及时间。"陈老师简单明了地诠释了"志愿服务公益基金会"的特殊赋能。

基金会成立不久,恰逢党的十八大提出国家扶贫战略,国家层面的扶贫项目大规模展开。赴老少边穷地区开展帮扶,已然成为沿海发达地区"爱的奉献"。当时,上海对口帮扶的地区也在逐渐增多:云南的诸多地州,贵州的遵义,新疆的喀什,青海的果洛、玉树……

万事都习惯于先行一步的陈老师,应势而动,于2016年7月,就主动率队走进云南、走进了偏远的香格里拉,开展"西部地区社会组织领导力培训"。他亲自授课。

"扶贫可以有多种形式,志愿服务一定是一种最自觉、最主动、最有效的扶贫模式,但到底怎么帮?心里真没数!我希望能找准帮扶的切入点和着力点。"行事作风一向务实求真的陈老师一度陷入迷茫。

找不到方向的这种困扰让他果断决定:调研不能仅限于会场、仅限于听汇报,要下沉、要落地、要亲身体验!

于是,培训课结束,陈老师当即向当地政府提出:希望深入山区做实地调研,切实了解当地的实际困难与需求。

得到充满敬意的应允后,一行人山路颠簸四五个小时,驱车前往距离香格里拉市区43公里的洛吉乡九龙村。

一杯白开水,几块烤土豆,在当地山区简陋得不能再简陋的山民家中,陈老师一行与山民一家围着火炉席地而坐,边吃边聊。

七月的阵阵山风透过屋墙缝隙,吹在身上让人非常凉爽。但陈老师环顾四周,却一阵心慌:我想象不出,到了冬天怎么受得了?

与主人告别时,实在于心不忍的陈老师掏出了口袋里所有的钱……

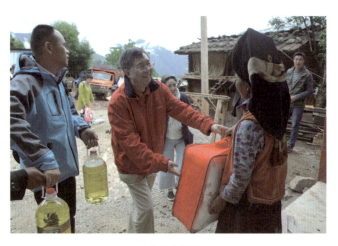

困难家庭慰问

深入的走访调研,让陈老师获取的第一手资料正是山民们切肤的需求:当地农产品需要走出大山,教师队伍不稳定与教具缺乏,幼儿失学率高,高原地区导致儿童先心病比例高而早期筛查发现率低、就诊率更低……

问题都很凸显,陈老师忧心忡忡。权衡再三,他决定"以己之长、补人之短"——首先着手的是依托上海丰富的医疗资源,以提供志愿服务的方式,来帮助这些先心病孩子,解决疾病的早期发现与及时治疗。

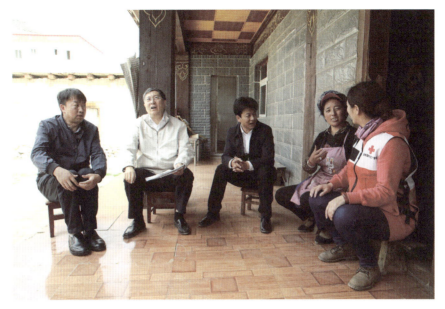
村民座谈交流

通过当地红十字会,陈老师还了解到,有些先心病,当地的县、州医院都没有医疗设备与技术进行手术治疗。

可想而知,一个家庭,如果有一个先心病的孩子得不到及时治疗,那么他(她)成人后会丧失劳动力,而导致一个家庭"因病致贫",甚至"因病返贫"。

"这显然会成为当地脱贫的一个非常凸显的阻碍啊!所以,在我看来,帮助这部分孩子实现早期发现早日治疗,可以说就是一件功在当下、利在千秋的事儿!"陈老师很庆幸自己找准了着力点。他决意"有的放矢":这个"矢",就是我们上海的志愿服务!我们上海有的是志愿者,有的是专业的医疗行业志愿者!

从云南回沪,信心百倍的陈老师马上在基金会内部开展讨论,统一思想,于第一时间吹响了集结号。

兵贵神速!他首先联系的是复旦儿科医院社会工作部主任傅丽丽。

问及陈老师:上海有四家儿童医院,您为何首先想到复旦儿科医院?

陈老师当即笑答:这个问题问得好!缘由有四,听我慢慢讲,你听听有没有道理。

首先,复旦儿科医院是我们上海市市级志愿服务基地,志愿服务文化和志愿者力量很强。而傅丽丽主任长期与我们基金会打交道、是我们非常认可的志愿服务优秀领头人。她不但有善心爱意,更是一位把职业当成自己的事业来做的好社工!她领衔的社工部有着一群非常有能力的爱心小伙伴。

其二,复旦儿科医院的领导之前参与多次的政府援滇项目,经验多多、口碑极佳。值得信任!

其三,复旦儿科医院不但在心血管疾病的救治技术上堪称一流,更有一批极富人道主义和志愿奉献精神的医务工作者。这些年已持续在山东枣庄、新疆喀什、江苏昆山等地开展先心病筛查和救助工作。

其四,复旦儿科医院有几十支来自社会各领域的志愿者队伍,在保障支持医院各项活动开展等方面的成绩是可圈可点的。

总之,复旦儿科医院有着优秀的志愿服务"三工"(员工、社工、志工)联动体系,是我们心目中当之无愧的好搭档。一起合作来做这个"云南志愿服务项目",他们绝对是首选!

见我连连点头,陈老师笑了,紧接话锋一转,直接"跳到"下一章:复旦儿科医院给我的惊喜,其实在后面。

陈老师的集结号一吹响,立马得到傅丽丽的积极响应。双方经过多次的周密沟通、商榷后,由傅丽丽请示医院领导,得到同意,复旦儿科医院党委书记徐虹教授立即与陈老师正式会谈商议并当场表态支持。

"去与徐书记商议那天,我一走进医院行政楼,就看到了大厅的两面墙上,挂满了各种爱心捐赠方的铭牌,有六十多个呢!我当时真的很震惊,复旦儿科医院的社会慈善项目做得太好了!真是让我又惊又喜!我们

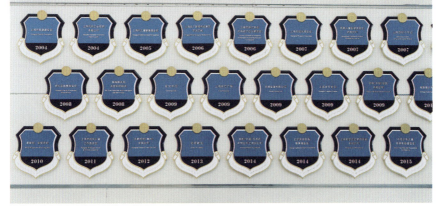

复旦儿科医院慈善捐赠墙

又与医院的心血管中心主任贾兵教授、副主任刘芳教授等作进一步的具体策划,来到了心血管中心心胸外科病房的小会议室,一眼望去,会议厅那墙上,也是挂满了历年来他们心血管中心赴贫困地区义诊、手术的照片。我再一次心生敬意。会谈还没有开始,我已经从心里感到很激动,我们找对人了!"陈老师语气充满欣喜与感慨,一连说了好多个"惊喜"与"敬意"。

双方的会谈一拍即合,合作的行动便势如破竹。

首站,选择云南迪庆州香格里拉市区附近的贫困山区小学。

目标一致,开始"分工"。

基金会负责联络香格里拉政府以及当地红会,由对方负责摸清需要筛查的学校与贫困家庭。

基金会负责募集社会资源实施捐赠"关爱香格里拉市儿童先心病筛查特别行动"的慈善资金。绿地集团控股有限公司与东方航空公司等一批爱心企业慷慨解囊,捐赠了筛查所需资金和来回机票。

复旦儿科医院负责组织医疗队伍,组成儿科天使志愿者服务队,赴滇开展筛查,以及负责对筛查出的患病儿童进行手术治疗。

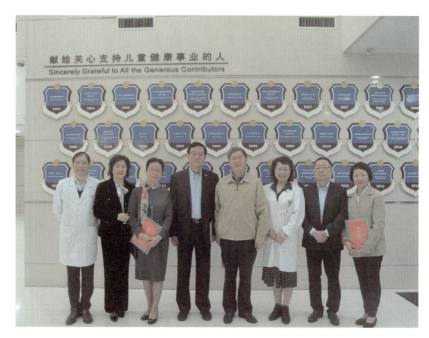

爱心人士来访交流

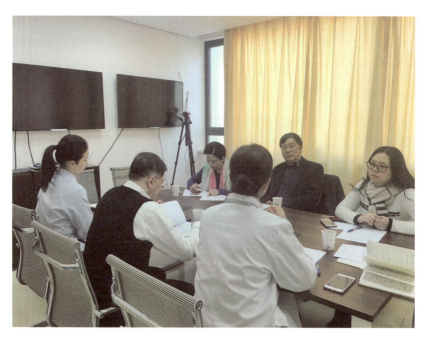

基金会与医院商讨筛查方案

医院社工部负责募集社会爱心慈善款项用于患儿的住院与手术治疗,主要来自如新(中国)日用保健品有限公司在上海市慈善基金会下设立的如新中华儿童心脏病专项基金。

复旦儿科医院的笑笑志愿服务团队协助社工部负责来沪患儿家庭的接送机与心理疏导、陪伴等。

"慈善就是奉献善款和物资,志愿就是奉献智能、体能与时间!"陈老师这样解释这次的慈善+志愿行动。

因为不是政府下达的组织行为,而是完全来自社会组织的主动行为,是立足于无偿、利他、业余的一种爱心服务,所以,所有的参与者都是心甘情愿地义务投入。众人拾柴火焰高,"香格里拉项目"非常顺畅地、如愿地快速向前推进!

9月21日,一向贴近基层,主张"做社会工作的人,既要主动发动群众,也要善于发动领导"的陈老师,迅速率领一支12位医务人员组成的

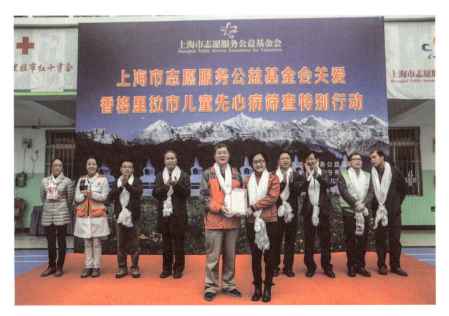

关爱香格里拉市儿童先心病筛查特别行动启动

"儿科天使志愿者服务队"成功抵达云南香格里拉,正式开启了由上海市志愿服务公益基金会、复旦儿科医院、绿地集团控股有限公司、香格里拉市红十字会共同携手的"关爱香格里拉困难先心病儿童特别行动"。

此时,距陈老师赴滇实地调研不到两个月。

首次赴滇,复旦儿科医院选派的12名医疗志愿者队员个个都是精兵强将,涵盖了心胸外科、心内科、心超室的主任、医学博士等大牌专家,以及护士和医务社工。

当地,海拔3 400米左右,几乎所有的志愿者队员都遭遇了汹涌而至的高原反应,夜里常常因高原反应难以安睡,完全靠吸氧来调整自身适应环境……也曾有医生因为高原反应,最后躺在担架上被抬上飞机踏上返程。

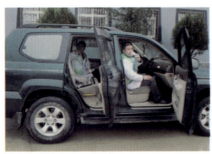

工作前吸氧"充电"

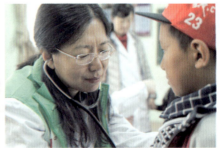

全心投入听诊筛查

两天内,医疗志愿服务队伍兵分三路,深入贫困山区的各个小学开展筛查,途中曾遭遇暴雨、山体滑坡带来的泥石流,医生们因为每天要为几百个孩子听诊,听诊器的耳塞磨得两个耳道红肿疼痛,心超医生一天为近百名孩子做心脏超声,必须腾空的手臂累到发麻。

纵然身体再多不适,但只要一看到孩子们,白衣天使们便精神焕发,职业的微笑与劲头立马呈现。

当时,已过花甲之年的陈老师不顾自己的身体不适,常会去照护、看望这些不辞辛劳的医学专家,至今陈老师对他们赞赏依旧:这些白衣天使们的自身价值在这种环境里得到了前所未有的体现,他们丰富了自己的人生、体察了当下的国情。有专家对我讲,这些感受都是我们在大都市大医院的诊室里体会不到的,它将会影响我一辈子,让我更加热爱我的白大褂!

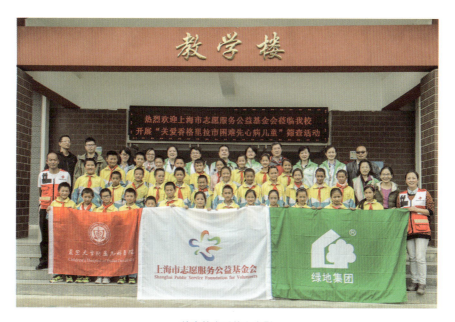

首次筛查后的大合影

首次赴滇,覆盖了12岁以下的孩子,共计完成了3712名孩子的先心病筛查,最后共有11名孩子赴上海接受慈善手术。

当年的11月21日下午,11名被确诊需要手术治疗的先心病孩子,在家长的陪同下,从云南香格里拉被接送到上海,入住复旦儿科医院接受慈善手术治疗……

谈起首次赴滇援医细节,陈老师至今感慨良多,他由衷讲了一句简洁的个人总结:心愿总算落实了,我心里啊,感觉真是太好了!

太好了的感觉,还来自许多的出乎意料。

首先,当地的欢迎程度大大地出乎"见多识广"的陈老师意料。这次行动如此神速的高效率,加之大上海一流的医疗力量,并且上海驻云南办事处罗小明主任也赶到现场参加启动仪式,迪庆州和香格里拉市当地各级政府领导也悉数到场欢迎致辞:感谢上海志愿服务的雪中送炭,送来当地百姓最需要的援助,感恩上海医学专家们为孩子们带来健康的希望,圆满病患孩子们的未来之路……

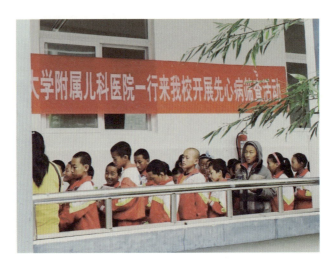

学生有序排队筛查

其次,赠人玫瑰手留余香。陈老师在高度赞赏医学专家们无私奉献的同时,也由衷感触此次援滇的历练,让白衣天使们对于自身职业有了更为深厚的崇敬感!陈老师心里特别欣慰:我们的志愿服务更高一层的理想,就是要让我们的年轻人,尤其是有丰富专业学识的年轻人看到,我们的国家还有一些相对落后的地方,需要我们去帮助,帮助那里改变面貌,这是我们肩上的责任。不仅要自带阳光去播撒、去温暖,更要任重道远地去坚持,坚持走在志愿服务的路上。通过我们这次首批爱心志愿服务队的援滇行动,我已经从这些年轻的复旦儿科医院的医务人员身上,看到了希望,看到了他们的热血与奉献精神!

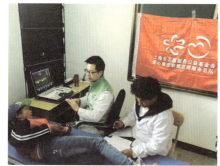
开展心超检查

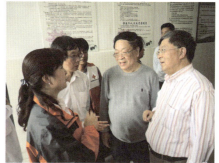
筛查情况调研

继2016年9月赴滇开展爱心医疗志愿服务之后,陈老师不顾年近古稀,又连续两年分别与基金会包起帆监事长、张新康理事一起坚持领队赴滇各个边远山区开展艰辛的筛查工作,并且还与迪庆州政府签约,将筛查范围从香格里拉市扩展至全州一市(香格里拉市)两县(德钦县、维西县),复旦儿科医院也将筛查科目延伸至眼科和骨科。

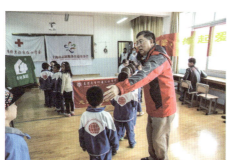
组织有序筛查

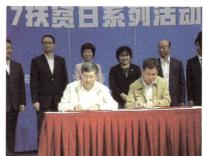
双方签约

谈起多次援滇的个人体会与社会意义,陈老师"金句频频"。窗外,正午的冬阳并不热烈,但陈老师的话语热力四射。陈老师那一颗"为天地立心,为生民立命"的心,热辣滚烫,足以温暖人心。

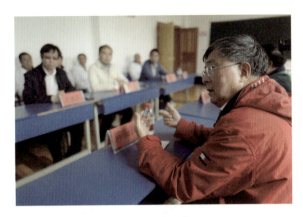
当地妇保院座谈

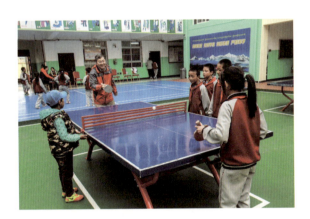
学生互动

"不是我们施舍予孩子,而是那些可爱的孩子们给了我们服务的机会。这,才是我们志愿服务的真正理念。

"我们由衷感恩那些孩子们,不但给了我们志愿服务的机会,更促使我们个人道德的自我完善和自我价值的实现。

"当年,我们开展了这个云南项目,真的是延续了上海世博会的'城市让生活更美好'的效应,体现了大上海与上海人的温暖,通过志愿服务让我们云南山区的孩子们,以及孩子们的家庭,生活更美好!

"希望我们这个云南项目的一路开展,使得爱心善意的培养与释放,能影响到更多的人,能成为大家的共识与行为,以此影响社会,推动社会的文明进步。这些恰恰就是我们志愿服务工作的意义与价值。"

"我们的云南项目,极好地体现了组织化推进与社会化运作的良好结合,更是一个慈善与志愿完美相融的成功案例!"

2017年10月17日,"关爱香格里拉困难先心病儿童特别行动"被评为上海市东西部扶贫协作和对口支援工作"十大典型案例"。

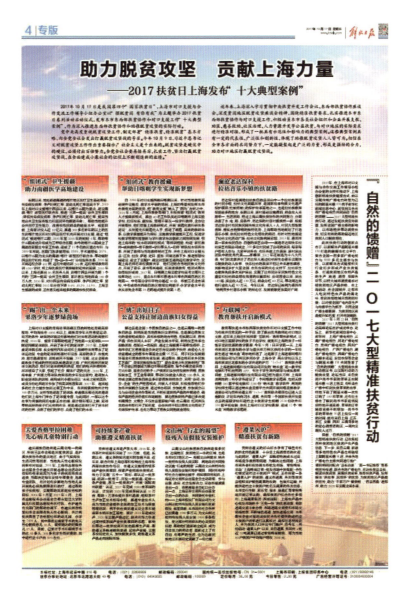

《解放日报》专题报道上海扶贫"十大典型案例"

第二章

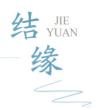
结缘 JIE YUAN

公益在心　志愿在行

受访嘉宾 » **傅丽丽**

> 复旦大学附属儿科医院社会工作部/患儿体验部/公益基金部主任。中国社会工作教育协会医务社会工作专业委员会常务理事、中国医院协会医院社会工作暨志愿服务工作委员会委员、上海市社工协会医务社工专委会副主任委员。

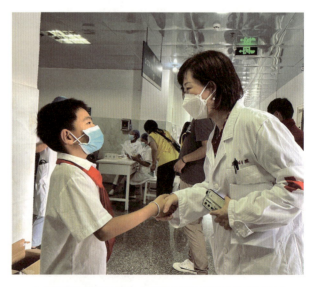

内心有信念的优秀社工，自然会将"职业"视为此生"志业"

采访手记：

约见傅丽丽主任，无论是谈合作还是采访，一般不会选在休闲场所，大概率是在她的工作地——复旦儿科医院。要么中午约在医院食堂，一边吃着麻辣烫一边谈，要么约在她办公室对面的小会议室，两杯香茗一席谈。

原因是唯一的：她太忙了。

这次访谈也不例外。两个小时刚结束，她便急急赶去接待爱心企业，要去为异地来沪家庭提供免费住宿的"小布家园"项目募集善款了……

闻风而动的结缘人

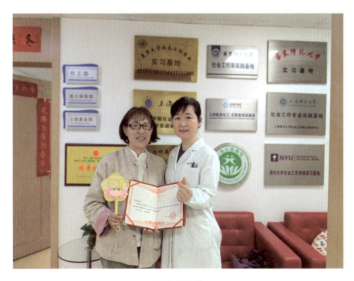

因公益结缘

与傅丽丽，我俩有整整十年的交情。十年间，于公于私，我们携手做了许许多多的爱心公益。用傅丽丽常说的一句话，就是：公益路上，我们真的属于是彼此照亮、彼此成就。

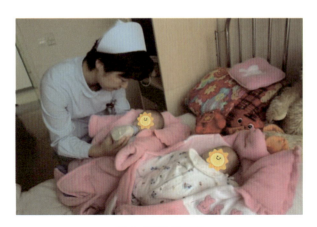

护士时期的傅丽丽

傅丽丽原本是一名优秀的护士,说她优秀,是因为她在血液科、心胸外科、感染科、传染科都担任过护士长,属于领头羊的角色。

之后,她转岗成为一名医务社工。她给出的缘由让人心服口服:因为之前在临床上目睹了许多病患的心理与社会问题,而这些用医学一时解决不了的临床问题常常让她于心不忍……

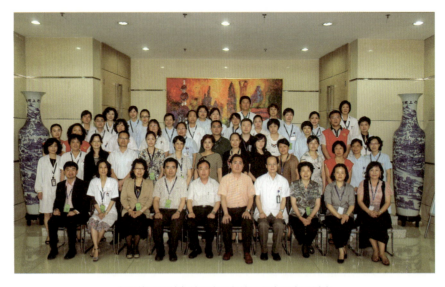

全国首届儿科专科医院医务社工及志愿者研讨会

因缘所致,2012年,傅丽丽作为护理骨干参加了在复旦儿科医院召开的"全国首届儿童专科医院医务社工及志愿者研讨会",也就是在这次会议上,她找到了解惑之道与今后的努力方向。在与会的香港和台湾医务社工专家中,有两位专家正是从护理人员转岗成为医务社工。医务社工的"助人自助"理念,仿佛为傅丽丽打开了"另一片天",也让她的职业使命获得了再次出发的能量。于是,她开始孜孜不倦地学习医务社工专业知识,上辅导班、读专业书籍、考社工证。她期盼自己能用全新的、专业的方法去帮助需要帮助的患儿与家庭。

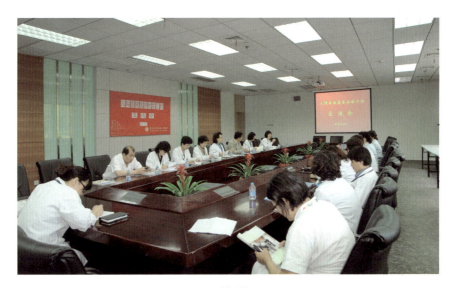

研讨会现场

2013年,恰逢复旦儿科医院正式成立社会工作部(下称"社工部"),她欣然报名应聘,出任社工部主任。

转岗到医务社工队伍后,傅丽丽更加如饥似渴地学习、实践,并将所学到的社工知识与能量知行合一地传递到临床,再凭借专业社工的丰富经验与临床医护携手,努力从医学、心理、社会三方面帮助困境中的患儿与家庭。

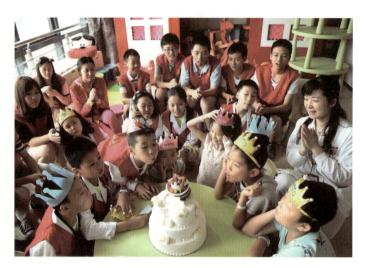

社工部组织"病房里的快乐生日会"

2014年,傅丽丽麾下的社工部又开始探索"三工"(即社工、员工、义工)联动模式,希望以此能够多方位纵深地展开关爱患儿与家属的服务行动。

为什么要"三工"联动?傅丽丽解释道:面对全院临床工作中凸显出的越来越多的需求,我们医务社工在提供扶贫济困等慈善服务过程中,明显感觉我们的人员、资金,甚至专业性都呈现不足,需要链接院内外各方资源。

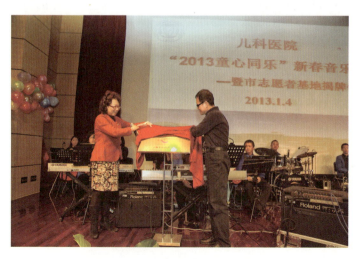

复旦儿科医院成为上海市志愿者基地

傅丽丽带领一干医务社工开始突围而出,探索本土化发展路径。

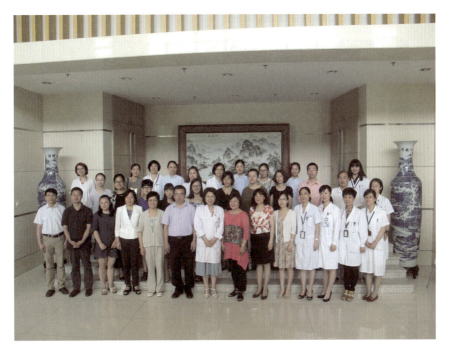

复旦儿科医院成立社会工作专家督导委员会

首先请教复旦大学和华东理工大学社会工作专业的老师们,从专业领域知识先行补己不足,随后,为了进一步促进儿科医务社工工作的规范化、专业化,2015年,成立复旦儿科医院医务社工专家督导委员会,支持儿科医务社工发展。随后,在医院层面成立了医务社工助理队伍,就是发动各病区的医护人员加盟,再联手医院内部的各条线志愿者队伍,如党团员志愿者队、研究生志愿者队、后勤志愿者队,甚至医二代志愿者队。最后整合在复旦儿科医院已经服务多年、来自社会的专科志愿者队,对他们进行专业培训,再给予任务,过程中加以督导、评估与激励。

至今,复旦儿科医院社工部成功地拥有了一支"三工"联动的多元化合作志愿服务队伍,能够针对医院临床不同困境的患儿及其家属开展志愿服务。期间,社工部还成功地募集到了为志愿者提供爱心援助的专项基金——儿科爱心天使志愿者关爱基金。

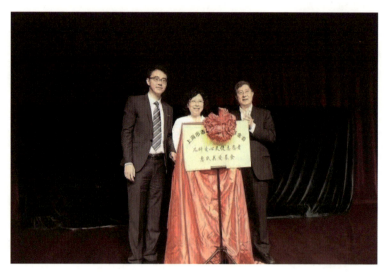

儿科爱心天使志愿者关爱基金启动仪式

2016年8月初,当上海市志愿服务基金会陈振民理事长从云南调研回沪后,第一通电话便是打给复旦儿科医院社工部主任傅丽丽。原由很简单:双方有过合作,值得信任!

而傅丽丽接到这个"集结号",当下闻风而动。原由也很简单:只要孩子们需要,我们就愿意做!

回答"愿意做"的背后,是傅丽丽内心拥有强大的底气。

第一,复旦儿科医院拥有一支强有力的心血管诊疗专家队伍,之前有过赴边远地区医疗援助的丰厚经验。

第二,复旦儿科医院志愿者文化浓郁,"三工"联动开展志愿服务已操练多年,完全可以大展宏图。

第三,复旦儿科医院的慈善基金,特别是心血管领域的医疗帮困基金资源丰厚,足以托底。

第四,自己领衔的社工部专业性强,完全可以承担前期的调研、准备、方案制订、评估、资源链接等支持保障工作。

在汇报院领导之前,傅丽丽虽然心中有谱,但行事一贯踏实、细致的她,还是在电话应允之后,与陈振民理事长进行了多次的对接,商榷了许许多多的细节与预案。

首先,由陈理事长联系云南香格里拉红十字会,咨询开展筛查工作的最优方案。发现采用以往医疗专家赴滇义诊的方式,即专家们在一家大医院坐诊,患者来看病,这种"专家不动、患者动"的方式并不适用于大山里的筛查。因为孩子们的家大多散落在大山深处,许多孩子的父母外出打工,都是由祖辈在照顾孩子,让年迈的祖辈带着年幼的孩子翻山越岭来县城的医院,是非常不容易的,这样的筛查做法会导致许多孩子来不了,就实现不了先心筛查"不遗漏一个孩子"的初衷了。于是,三方探讨,可不可以让"孩子不动,专家动",派医疗小队深入到大山里的小学、幼儿园,让正在上学的孩子集中接受筛查,这样就可以保证"不遗漏一个孩子"了!

香格里拉市有多大?周边一共有多少个小学、幼儿园?又有多少的孩子需要接受筛查?去一次能筛查多少孩子?之后需要去几次才能完成全部筛查?……

傅丽丽自设了一连串的问号,很是认真地力求它们的全面性和概括性:这些问题,都是我要汇报院领导之前,自己心中必须有数的事!

于是,带着许许多多这样的问号,傅丽丽与陈理事长一起邀约当地红会,建了个微信工作群,大家分头拿着香格里拉的地图,调研、汇总、沟通、商榷……

终于,拿到了满满一张 A4 纸的问题答案,傅丽丽紧接着去找复旦儿科医院心血管中心主任贾兵教授。

"去找贾兵主任之前,我心里也是很有底的!"傅丽丽自信一笑:"以我对贾兵主任的了解,他一定会大力支持的!"

果然,很是认真仔细地听完傅丽丽介绍的贾兵主任当即表示:"这个项目非常有意义!我们愿意做!"

当傅丽丽提醒说香格里拉海拔有 3 500 米,会带来高原反应,山路崎岖险恶,车程会很长,专家们的工作量会成倍增加等等。贾兵主任不假思索地回答:"以前我们援疆援滇都有过经历,也有经验。放心吧,任何困难,我们都会努力克服的!"

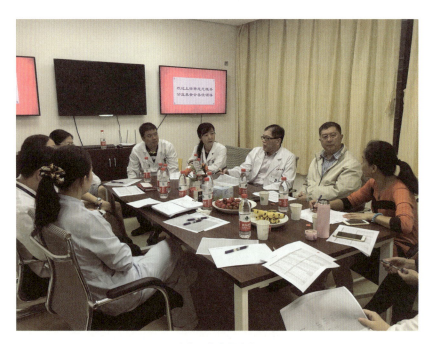

多方工作布署会议

随后,贾兵主任在科里仔细做了赴滇的人员以及时间安排等预案。他根据国内儿童先心病的发病率比例,再根据当地红会提供的需要筛查的学生人数,合理配备相应的心脏听诊专家、心超医师及记录人员等,既要保证筛查质量,又必须保证不漏下一个孩子。在时间安排上,避开了医院临床非常繁忙的时间段,充分利用周末。

最后一个问题,就是用于支持项目的慈善资金从何而来?

俗话说得好：得道多助！没过多久，陈理事长那里便传来好消息："我一说这个想做的项目，马上就有许多好心人响应了！这些捐赠款可都属于我们基金会的专项专款专用哦！"

首先，绿地集团控股有限公司为这个"云南项目"慷慨献爱心，捐赠50万元，作为医疗队首次赴滇开展筛查工作的资金支持。香格里拉红十字会则承担当地车辆、餐食的支持。筛查的费用问题落实了，慈善手术的费用则依托复旦儿科医院的上海市慈善基金会如新中华儿童心脏病基金。该基金主要针对贫困先心病患儿和家庭设立，对贫困先心病患儿进行医疗救助，可以为云南患儿的住院、手术及后续治疗费用提供全额支持。东方航空主动要求为后续需要来沪接受手术治疗的孩子提供优惠打折机票……

终于如愿做好了前期人财物大致的准备工作，傅丽丽松了一口气，自觉"胸有成竹"，可以正式向院领导汇报了。"我潜意识里觉得，我们院领导们一定会支持的！因为我们的前期预案做得全，足以打消领导所有的担忧。"

果然，时任复旦儿科医院党委书记的徐虹教授听完汇报，一口应允要与陈理事长见面商议。商议的结果果然不出傅丽丽所料：两位大领导也一拍即合！

得到院领导的应允与支持，傅丽丽更是放开手脚全力投入。

"做前期评估、多方沟通、资源链接、过程保障，这些都是我们社工应承担的职责。"傅丽丽这样想也是这样做的。

傅丽丽与基金会、当地红十字会的工作人员在微信工作群里反反复复敲定细致方案，落实到每天行程的合理性、学校安排要符合工作量、三餐住宿的保障，以及为医疗队准备应对高反等身体不适的药物，为医疗队员们提供必要时的心理疏导与安抚工作……

"社工就是一座重要桥梁,需求与服务在两端。因为要保证不遗漏一个孩子、要保证筛查工作的高质量,那我们就必须保证医护人员的安康。"傅丽丽的心里有着精准的定位,行动更是有着明确的方向!

万事皆备,东风劲吹!经过不到两个月的火速筹备,9月21日,在第16个国际心脏病日前夕,上海市志愿服务公益基金会、复旦大学附属儿科医院、绿地集团控股有限公司、香格里拉红十字会,四方共同携手,正式启动"关爱香格里拉困难先心病儿童特别行动"!

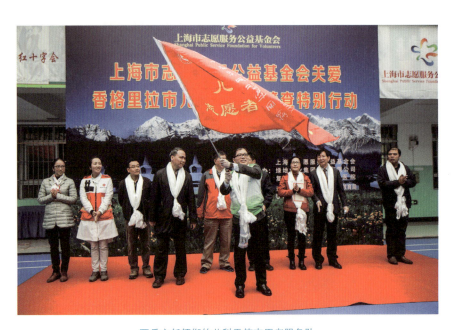

贾兵主任领衔的儿科天使志愿者服务队

复旦儿科医院派出"最强天使"阵容,一概都是心血管中心的各科大主任与榜上有名的医学专家,即便是年轻医师,亦头戴医学博士光环!

两天内,这支由12名医护人员、医务社工、志愿者组成的儿科天使志愿者服务队,分三组奔波到迪庆藏族自治州深山里的小学、幼儿园,为3712名孩子进行了先心病筛查。

到达海拔 3 500 多米的香格里拉，几乎大多数的队员都出现了不同程度的高反，口唇发绀、头痛头胀是普遍症状，洗个澡像跑了八百米，上个楼气喘吁吁。听诊医生白天听诊几百个孩子，听诊器磨得耳道生疼，夜深人静头疼加耳疼，难以入睡……

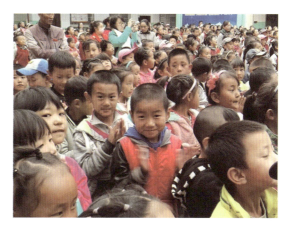

欢迎儿科天使的孩子们

"每天四五个小时的盘山路，还会遇到意想不到的泥石流与塌方，这种惊心动魄加晕车，我们许多队员说，真是这辈子从来没有经历过！但很奇怪，每到一所学校，看到排着队的孩子们，大家又好像立马就忘记了一路的疲惫不堪、一路的担惊受怕，一个个都会笑容满面地看着这些孩子、摸摸孩子们的头。工作时，大家更是很忘我、很投入。想想当年的这些专家们，特别是现在已经离开我们的贾兵主任……我真是既感动，又难过！"回忆首次赴滇经历，傅丽丽至今记忆犹新、感慨万千。

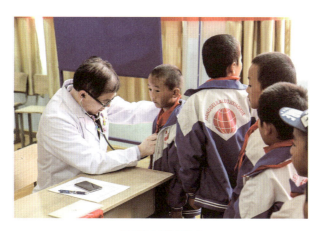

贾兵主任听诊筛查

两个月后,即 11 月 22 日,首次筛查中发现需要手术的 11 名先心病孩子,在家属陪同下,乘坐东方航空来到上海,由上海市慈善基金会如新中华儿童心脏病基金提供资助,在复旦儿科医院心血管中心接受免费的手术治疗。并于 12 月 1 日顺利出院,返回香格里拉。

在这之前,傅丽丽所在的社工部,已对接了在复旦儿科医院进行专科志愿服务有十年之久的一支社会志愿者团队——笑笑志愿服务队。该团队在全面协助社工部负责孩子与家属的接机、陪伴就医、心理疏导、家属安抚、出入院欢迎与欢送会等诸多志愿服务中的表现,也是让傅丽丽赞不绝口。"因为之后,每一批孩子的住院手术治疗,承担陪同安抚孩子与家属的志愿服务保障,都是由这支优秀的志愿者队伍支持,他们的服务工作面面俱到,让我们放心!"

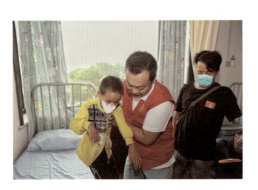

志愿者陪同患儿检查

问及为什么第二次去香格里拉,又增加了骨科与眼科的专家?傅丽丽解释道:"因为第一次去,我和陈理事长都注意到了,有孩子骨骼畸形、有孩子眼睛有问题,我联想到我们医院也是有眼科、骨科的慈善基金项目呀!完全可以给到支持的。于是我考虑能不能下一次来带上眼科与骨科的专家,这样赴滇完成一次筛查,可以为孩子们解决更多的医疗需求,那多好!"

傅丽丽的建议当即得到现场三方的认同,大家都觉得非常有意义。当地红十字会随即提出需求:可不可以我们签订一个三年协议,用三年时间给迪庆州的一市(香格里拉市)二县(维西县、德钦县)的孩子,做一个心脏、骨骼、眼睛疾病的全面筛查。因为迪庆州大山里的孩子几乎都没有接受过相应的筛查。

次年,即 2017 年 6 月,"儿科天使志愿者服务队"再次出发,志愿服务团队中增添了眼科与骨科专家。当年为满足当地红十字会提出的需求,

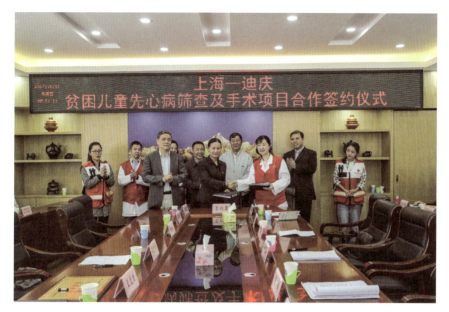

上海-迪庆贫困儿童先心病筛查及手术项目合作签约仪式

三方顺利签订三年合作协议。复旦儿科医院还与香格里拉市妇幼保健院完成对接,帮助妇保院培养筛查医生,开启"打造一支带不走的心血管医疗队伍,帮助提升当地医疗水平"的专项行动。

也是在这一次的筛查中,细心的傅丽丽在与当地红十字会老师的交谈中,得知香格里拉市妇幼保健院的危重新生儿救治能力不足,新生儿死亡率明显高于全国水平。于是,她又联想:下一次,我们能不能再带上新生儿科的专家来,给妇保院做一个医疗帮扶?

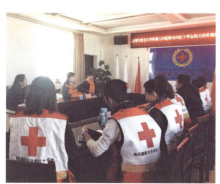 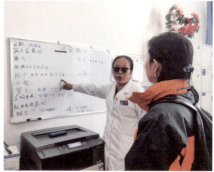

傅丽丽率队走访调研

正所谓"得道多助"！2017年10月,中华人民共和国民政部办公厅发布《民政部办公厅关于做好首批社会工作服务机构"牵手计划"实施工作的通知》,提出将从社会工作先发地区遴选100家社会工作服务机构一对一牵手帮扶贫困地区,推动社会工作专业力量在打赢脱贫攻坚战中发挥更大作用。2018年1月,上海市为落实党中央国务院先后提出的"实施社会工作专业人才服务贫困地区计划""制定出台支持专业社会工作和志愿服务力量参与脱贫攻坚专项政策"的要求。从2017年至2020年,分两批从全市遴选20家社会工作服务机构(其中首批5家、第二批15家),以志愿服务的形式一对一牵手帮扶云南省贫困地区,帮助培养发展社会服务机构、培养社会工作专业人才、支持贫困地区为特殊、困难群众提供社会工作服务项目……

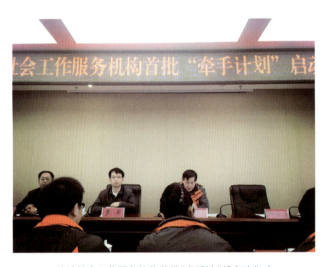

沪滇社会工作服务机构首批"牵手计划"启动仪式

复旦儿科医院社工部荣幸成为上海民政挑选的首批五家牵手单位之一,并且是全国100家单位中唯一的医务社工部门,牵手的单位是迪庆州儿童福利院。

"因为当时整个迪庆州没有社工机构,只有儿童福利院里有社工服务。所以作为牵手单位的我们,当时的工作目标就是:帮助他们培育发展

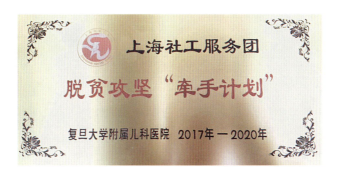

复旦儿科医院成为上海首批"牵手计划"5家单位之一

至少1家社会工作服务机构,培养至少3名社会工作专业人才,为困难、特殊群众提供至少1个社会工作服务项目。"傅丽丽回忆说,接到这个任务时,自己感觉真是"天时地利人和"啊!

随即,傅丽丽带着社工部的得力干将,毕业于复旦大学社会工作系的医务社工简杜莹,一起赴滇参加"牵手计划"动员大会,会后,两人用了四天时间不辞辛苦地走访迪庆的儿童福利院、香格里拉妇保院、特殊教育学校、残疾人康复中心、州人民医院、州红十字会、香格里拉市红十字会、州民政局等与儿童相关的机构,做调研做访谈,实地了解当地儿童就医情况,对困境儿童就医做需求评估。

作为一名成熟有经验的优秀社工,傅丽丽在四天的时间里为当地做了一个资源链接:让香格里拉妇保院对接当地儿童福利院、残疾人康复中心,为那里的孩子做公益体检。

回沪后,傅丽丽又开始着手落实新生儿科专家的赴滇之事。

2018年6月,赴滇的"儿科天使志愿者服务队"再次启程。团队中,除了心血管中心及骨科、眼科专家外,如愿增加了新生儿科的专家。在各个小分队深入山区学校筛查之时,新生儿科的专家们就在当地妇保院为当地医护们做专科培训:新生儿心肺复苏与穿刺等。

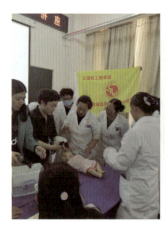
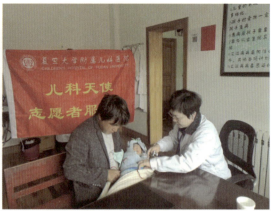

复旦儿科医院新生儿专家在当地妇保院指导培训

为进一步解决当地妇保院新生儿救治成活率，上海市志愿服务公益基金会想方设法找到一家爱心企业，募集了7万元的慈善基金，为当地妇保院建立了一套白玉兰远程会诊系统，既用于新生儿急救的疑难会诊，又可开展对当地医生的远程教学培训。

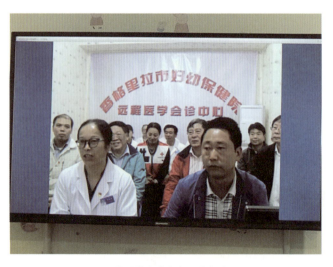

远程医学会诊中心正式启动

"真是一举两得，这套设备还可以兼顾到社工的远程培训呢！"傅丽丽为此特别开心。

功夫不负有心人！次年,迪庆州的首个医务社工机构在复旦儿科医院社工部的牵手帮助下顺利建成,就在香格里拉市妇幼保健院!

一路走来,整整九年时间,傅丽丽略略回忆了一下:我自己因为

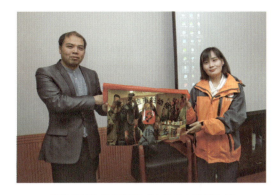
香格里拉妇幼保健院成立社会工作服务部

这个项目去了云南十一次,其中有九次是跟随医疗队一起去的,另外两次是单独带社工去做调研、培训的。

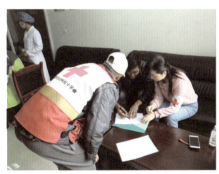
协调沟通筛查工作

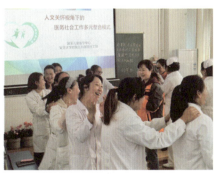
组织开展社工培训

九年时间,给予傅丽丽的是不断学习与成长的历练。每年总能看到傅丽丽带着她的医务社工团队,走进大山,开展需求评估,积极链接资源,精准开展分类筛查与救治工作,对阳性患儿家庭提供一对一的社工支持……"'扶贫'的目的重在'扶志'与'扶智',这也是社会工作参与这项工作的优势所在。社会工作的服务理念是助人自助,我们关注当地的需求与优势,注重能力的培养,提高当地筛查救治的能力。有了医务社工的参与,还可以为社会各界尤其是有意愿加入医疗扶贫事业中的企业或组织

公益在心　志愿在行

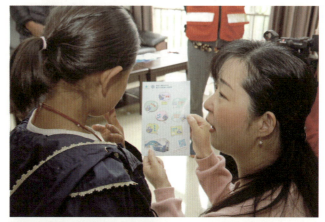
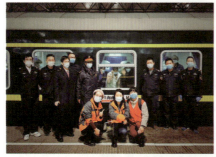
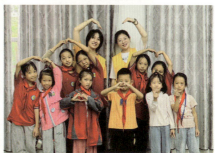
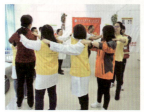
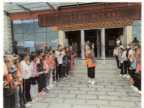
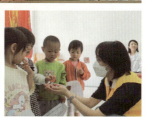
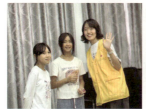
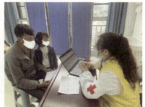
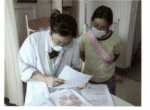

医务社工开展资源链接、筛查组织、心理支持、慈善救助等服务

提供平台,让更多人参与进来,凝聚最大合力,让云南义诊筛查项目真正落地发挥作用,建立长效稳定的帮扶机制,避免因病致贫!"傅丽丽自豪地说。一个专业社会工作者所应具备的素养与能力,通过这个云南项目,得以完美体现。

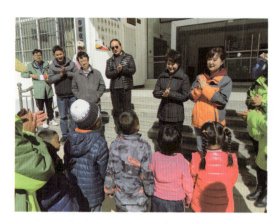

民政部社会组织管理局吕晓莉司长实地调研复旦儿科医院"牵手计划"推进情况

"在我们做的所有公益项目中,云南项目是持续性最久、参与人数最多、范围最广、院内外资源整合最优的一个综合项目。所有的利益方可以说都在这个项目中获得了成长。项目的成功完全是因为我们找准了社会痛点,就是那些极容易被忽视的大山里的孩子。并且所有人的起心动念就是想帮一帮那些孩子、想一个不遗漏地帮到需要我们帮助的困境中的孩子!"傅丽丽的评价非常中肯和精准。

谈起个人收获,傅丽丽再次回溯九年前,心中充满感恩:感恩陈振民理事长!如果不是他那次深入山区调研,脚踏实地走进农户家里,就不会有之后我们连续九年的云南项目。能与陈理事长结缘,一起做成了这个云南项目,这可能就是上天赋予我这个社工部主任的使命吧?!

临别,傅丽丽悄声告诉我:这几天,我已经在策划去云南开辟新的筛查点,对接上在云南永平的现任复旦大学援滇干部了……

公益在心　志愿在行

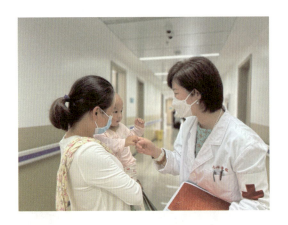

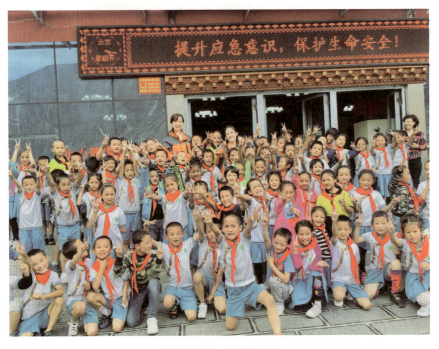

无论有多远，一个都不能少

第三章

圆缘 YUAN YUAN

受访嘉宾 » 刘 芳

复旦大学附属儿科医院心血管中心主任、心内科主任。中国医师协会儿科医师分会心血管学组副组长、国家儿童医学中心心血管专科联盟副主任委员。主要研究儿童心血管系统疾病、川崎病以及冠状动脉病变。

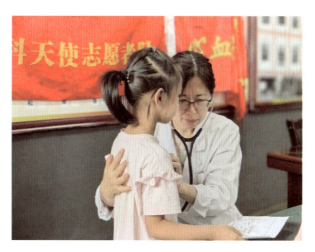
为了孩子们的小心脏,专家们一年又一年走进云南山区的"毛细血管"

采访手记：

拜访刘芳主任的地点是我选的。因为我特别想看看陈振民理事长首次到复旦儿科医院心血管中心洽谈云南项目时，让他特别震撼的那个照片墙。

九年过去了，墙上的照片虽然有所调整，但当年首批走进香格里拉大山深处的那支心血管专家队伍的合照，还是在醒目的位置。

看着那张合照，刘芳主任介绍道：我们第一次去云南，还是我们贾兵主任率队的呢！当时他是我们心血管中心的主任，我是副主任，他主管心外科，我主管心内科，我俩搭档了将近二十年，有着非常深厚的感情。现在一看到这照片就会想起当初我们一起奋斗的日子，也深深怀念敬爱的贾兵主任。

坐在照片墙下，与刘芳主任的交谈始终充满温情与信念：回忆里的艰辛有满满的担当，记忆中的快乐自带前行的力量！

点亮孩子"心愿"的人（上）

采访刘芳主任前，我特地上网了解了复旦儿科医院心血管中心，它让我肃然起敬：该中心有三十二年历史，为全国首创！是一个集心胸外、心内、心超、心电与心功能室为一体的一体化管理中心，在重症、疑难川崎病合并冠状动脉病变诊治方面处全国领先。是国内首批获心脏移植资质的儿童专科医院……

而坐下与这位优秀学科的优秀领头人一开聊，得知，刘芳主任居然是我心中偶像闻玉梅老师的博士后学生，博士同样师从于令人敬仰的儿科前辈宁寿葆教授。

果然是名师出高徒啊！

看着我一脸的惊赞，刘芳主任弯弯的笑眼满是谦逊，很是真诚地说了一句话：宁老师是我儿科专业的标杆与方向！闻老师是我精神与理想的导师!"

这句话,再次让我肃然起敬!

2016年9月,时任心血管中心副主任、心内科主任的刘芳教授第一次走进香格里拉大山深处,自感是有思想准备的:我们国家很大的一个特点就是医疗资源的不平衡!上海的医疗水平可以跟国际接轨,但边远地区还是很有差距的,无论是治疗水平还是诊断水平。所以我觉得我们的援助行动肯定是非常值得的!同时我也很想实地去了解一下那里的医疗条件到底是一个什么程度?

没想到,实地的走访、筛查,还是让思想准备蛮充分的刘芳主任深感震惊:比我想象得更困难!不管是物质条件,还是医疗条件,真是比我们大城市落后太多了!

前几分钟还是笑眼弯弯的她,一谈起那里的孩子,语气急转而下,变得十分凝重,她神色悲切道:那里的孩子非常淳朴,那种怯怯的神情很招人想去抱抱他们。筛查出来有问题的孩子,会呆呆地看着你,紧张得不行,让我感觉好心疼!如果我们不去那里给他们做筛查,也许他们一辈子都不会有机会去检查,更别说后续治疗了。现在他们还年幼,也许症状不

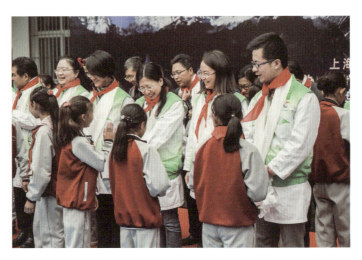

以红领巾致敬儿科天使

明显,但到了二三十岁,症状就会慢慢显现,即使有机会去治疗,也失去了最佳手术时机……

正是这种发自心底的悲情力量,促使刘芳主任与贾兵主任,两人交替着带队,一年又一年地远赴云南。为了更多需要筛查的孩子们,为了听一听孩子们的小心脏,这支专家队伍深入一座座大山,走进云南的毛细血管。

深入大山,驱车行驶在各色的盘山公路,时常会遭遇山路险情:暴雨带来的泥石流、塌方而下的一块巨石能把前面行驶中的车辆砸到另一边汹涌澎湃的江水里。这些情境,队员们几乎都眼见过、经历过。作为医疗队领队,刘芳主任不但要竭力克服自己内心的恐惧,还需要安抚队员们受惊吓的情绪:人有七情六欲,说不害怕是不可能的,但我是领队呀!可不能表现出来!

书生气十足的刘芳主任,此时的眼睛里充满了坚定!

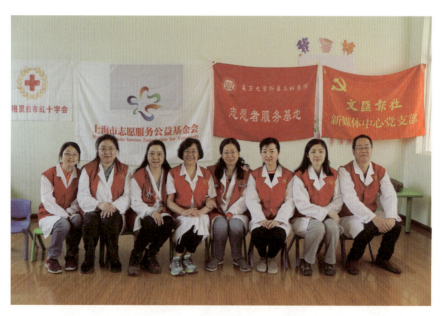

儿科天使志愿者服务队筛查前合影

奔波在高原山区,幸运的是刘芳主任并无明显的高反,这让她更为勤勉地充当起队员们的定心丸与后勤兵,不但在心理上安抚大家,更是在生活上照顾大家。

连续九年,每次赴滇为孩子们做筛查,专家团队如一坚持两个方向。大方向是:专家动——深入到山区每个学校;孩子不动——等在学校里接受筛查。小方向是:孩子动,排着队,依次到专家面前接受检查;专家不动——弯着腰,一个接一个为孩子听诊。

刘芳主任说,这样做,大方向能保证不漏筛一个孩子,小方向可以加快听诊速度,这样我们可以多跑几个学校。

但这样做,专家们必须付出的代价是,每天要奔波在崎岖的盘山路上,每天听诊上千个孩子,费腰、费耳朵!

长时间的弯腰,每每需要保持身体稳定的状态去听诊孩子小心脏是否有细微的杂音,这简直就是个考验,半小时下来,专家

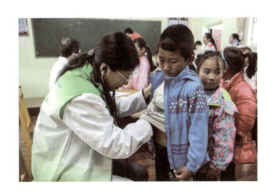

不漏筛一个孩子

们往往要撑着课桌让自己直直腰、喘口气。半天下来,个个感觉腰都要废了。但一进入下个学校,一见到满满一教室排着队的孩子们,专家们仿佛又像是打了鸡血一样,一脸笑意地面对每个孩子……

考虑到在偌大的教室里听诊,难免会有噪音干扰,专家们带上了高端的听诊器,因为越高端密闭性越好,听诊更为精准。但往往又因为密闭性能好,两个耳塞对耳道的磨损就越厉害。连续两三天,每天听诊上千个孩子,几乎是在医院门诊工作量的几十倍。如此频繁地刺激耳道,听诊器每次放进耳朵都钻心的疼,一天下来,耳朵碰都不能碰……

心超专家也因为增加了近三倍的工作量,一天做下来,悬肘拿探头的

手臂麻木、酸疼得难以言表……

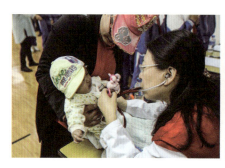
听诊筛查

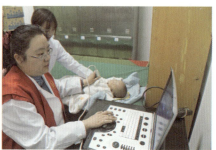
心超检查

"每天的几个点跑下来，回程的路上，哪怕遇到险情，大家也都像失去知觉一样，睡得死沉死沉的，都太累了，顾不上看窗外……"回忆每次赴滇的经历，刘芳主任一再说，细节真是记不太清了，但第一次给她的震撼，成了她之后走进深山为孩子们志愿服务的激励。"这些孩子，我看得越多越是觉得他们真是太需要我们的帮助了！所以，我坚定了一个想法，只要我有空，我就必须带队去，听一个，算一个，只要能查出一个需要治疗干预的孩子，就是一个收获！我们这个职业就是救心救命的职业，很伟大、重任在肩！"

赴滇三次，刘芳主任率队筛查出来需要治疗干预的孩子110名，孩子们在爱心企业资助下从香格里拉来上海，在复旦儿科医院心血管中心接受一个全面的评估，再议后续治疗干预。刘芳主任是心内科医师，她所施展的是心脏介入治疗，近50例的孩子都是由刘芳主任亲自施行介入手术。这

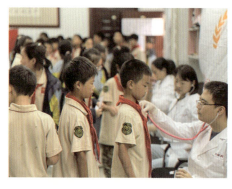
筛查现场

些及时得到有效治疗的先心病孩子,就等于得到了一个治愈或根治的希望,他们的未来就会与健康孩子一样,有机会、有希望!

整整九年,心血管中心的专家团队作为"云南项目"的主力军,胸怀志愿大爱,以坚韧不拔的毅力完成了为云南贫困儿童点亮"心愿"的援医战役。更为欣喜的是,复旦儿科医院心血管中心的年轻团队,在心胸外科叶明主任和心内科赵趣鸣副主任的带领下,将以更饱满的热情争取更多的社会和医疗资源,继续着这个"帮助他人、提升自己"的光荣使命。

面对收获,高站位的刘芳主任并没有过多沉浸在成就感里,她想得、看得更远更深:如何在援助他人的同时授人以渔?如何将授人以渔的工作做实、做长远?"尽管国家做了很多的努力,我们参与其中也做了许多的脱贫工作,但还是有很大的贫富差距存在。尤其是那些边远山区的医疗资源还是远远不够的,所以我们的医疗援助渗入必须要坚持不懈地继续下去。以前我们一直做筛查、做干预治疗,也建立了远程会诊系统,但我感觉还是不够,需要进一步!要帮助他们增强医疗队伍建设,建立一支带不走的队伍,这至关重要。但是,心血管专科的医生培养又是很有难度

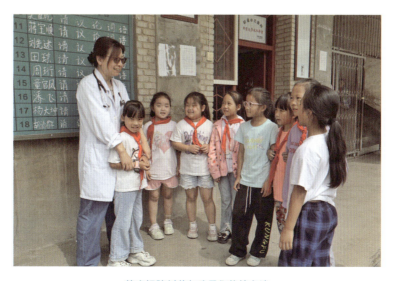

筛查间隙刘芳与孩子们热情交谈

的,要经过漫长的、系统的专业培养,三年住院医,三年专科培养,会看心电图,会做心超、心导管、电生理,从理论到实践,都要历练。所以,我们下一步真的任重道远!但只要我们有目标,办法一定比困难多!"刘芳主任的语调很温婉,但透过她笑意满满的眼神,联想她能一路念书念到博士后的坚韧与执着……还是让人内心升腾希望之光,坚信这位内心特别喜欢孩子的医学专家,一定会为之努力的!知之不如乐之,乐之不如好之!

临别前,刘芳主任讲了一个病房里新近发生的一个小故事给我听。

那是一个来自贵州贫困山区单亲家庭的6岁小男孩,患有严重的川崎病导致的心肌梗死。因为从小缺失母爱,性格孤僻,在重症监护室常常哭闹发泄情绪,不利于稳定病情。为安抚孩子避免过激的情绪导致心力衰竭加重,医护人员也是想方设法进行心理疏导。刘芳主任急中生智,上网买了一套变形金刚、奥特曼送进监护室。那个小男孩一拿到,就爱不释手,再也不舍得放下。刘芳主任得知,紧接着又买了一套奥特曼小卡片,这下彻底稳住了这个以哭闹发脾气来表达内心恐惧与痛苦的小男孩……

"后来,听监护室里的护士说,这孩子就像变了一个人,变得活泼、爱笑了!昨天他从监护室转到普通病房,我们考虑他病情基本稳定可以出院了。但小家伙一点不想走,说在这里太开心了!他这次住院的治疗费用是社工部帮忙申请的慈善基金支持,出院稳定以后,还要进行手术治疗,等待手术期间,社工部会帮他安置到小布家园,住宿费全免!总而言之,不管这个孩子的病能恢复到哪个程度,至少,我们会尽全力,会让他在这里的每一天都是开心的、温暖的!"

听着刘芳主任由悲而喜的叙述,望着她弯弯的笑眼,我也笑了,但眼泪却夺眶而出……

这眼泪,应该是喜泪!为这个不幸而又有幸的孩子,为病房里许许多多能遇到刘芳主任的孩子,为走进复旦儿科医院心血管中心、能够有幸接受白衣天使们温暖治疗与护理的孩子们!

受访嘉宾 » 叶　明

复旦大学附属儿科医院心胸外科主任。国家心血管病专家委员会先天性心脏病专业委员会委员、国家心血管病专家委员会心血管外科微创专业委员会委员。主要研究小儿先天性心脏病诊断治疗的临床和基础研究、小儿先天性肺发育疾病的临床和机制研究。

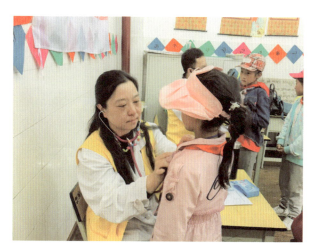

为了孩子们的小心脏，担当与道义都流淌在真切的叙述里

采访手记：

拜访叶明主任之前，我心里有种故友重逢的期待与喜悦！

期待，是因为在2019年我曾作为志愿者，跟随叶明主任率领的医疗队赴香格里拉、维西开展医疗援助。所以，很期待能见面一起回忆往昔。

喜悦，是因为我眼里的叶明主任是一位非常有气场的人，不但有外科医生特有的爽气与侠气，更兼具优秀上海女人的率真与分寸感。

所以感觉，与她交谈，应该是快意的！

果不其然，一个半小时的访谈，我的喜悦与期待都得到了满足。更可贵的是，我提及的一些敏感问题，她也非常真实地给予剖析与建议。

还值得提一句：一个半小时的访谈，她接了六个工作电话，都是有关孩子手术的请示或安排。

点亮孩子"心愿"的人（中）

叶明主任自诩小时候是个乖巧、听话的上海好小囡，因为读书读得好，在学校一直是二条杠、三条杠傍身，是所谓"别人家的孩子"。

受学医的母亲影响，也是因为小时候身体不太好、常生病，心气很高的她就暗下决心：长大要做医生，帮别人看病、给别人打针！

梦想成真地考上了上海第二医科大学（现上海交通大学医学院）儿科系，后来走进了复旦儿科医院。不喜欢死记硬背、动手能力更胜一筹的叶明，一门心思想当外科医生。可惜，当年医院外科没有招新人计划。但没想到，命运之神再一次眷顾了这个"别人家的孩子"——心胸外科还是向她伸出了橄榄枝！

叶明主任很是得意地提及一位外科前辈在手术前常常会说的一句话:"这个病人的刀,我要设计一下的!"

她笑道:"我们外科医生就是要具备这种良好的形象思维,去做好每一台手术。这,也是我特别喜欢做外科的一个理由吧。"

带着这个理由,叶明主任在心胸外科一干就是 30 年,从一名小医生干到了现如今的心胸外科主任。同时,也就是心怀这个理由,为了云南大山深处的孩子们,她担当与道义一肩挑!

2017 年 6 月,叶明主任第一次踏上香格里拉援医,身心都是震撼的:"因为在这之前我基本没有去过高海拔的地区。"

高海拔给叶明主任带来的是剧烈的头疼、头晕,走一层楼梯就气喘吁吁。车辆行驶在坑坑洼洼的盘山路上,一路颠簸三四个小时,来到深山里的学校。眼见的情景,叶明主任至今回忆起来仍心酸不已:因为家住得离学校实在太远了,这么小的孩子都是住校的,小脸、小手的清洁卫生看着

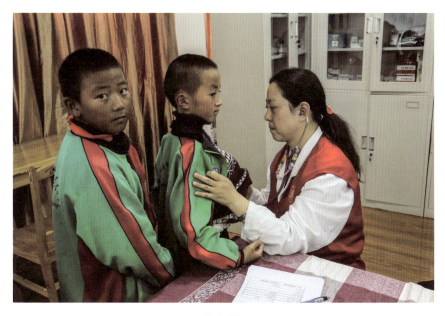

筛查现场

让人唏嘘。孩子穿的几乎都是旧衣、旧裤，有的肥大得不得了，一看就是哥哥、姐姐穿下来的。这些小孩子的生活条件令人忧心！他们的医疗条件可想而知……

"我们真的是一看到这种景象，立马就忘记自己高反的不舒服了，见到排着长队等着的孩子，大家就迅速投入工作！

"一天筛查工作下来，几乎听诊专家的耳朵都会被听诊器磨得生疼，叶明主任也不例外：夜里不敢侧睡，压着耳朵更疼，加上高反头疼，更睡不着，脑子里就会'放电影'，想着那些让人心疼的小孩子。你也去过看到过的，那里的小孩子真的好懂事，虽然胆子小，但很听话、很配合，你听诊的时候，他一双亮晶晶的小眼睛盯着你……哎呀！太让人心疼了！想着明天还可以为那些孩子的健康做点事，就算睡不着，心里也还是很开心的！

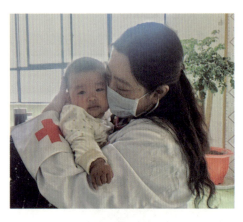

"一切为了孩子"的初心

"云南项目我大约去过三次吧！很有意思的是，第一次去大家都吃红景天预防高反，去了以后发现吃不吃都会高反，后来就无所谓了，我是干脆不吃！头晕头疼、听诊耳朵疼，反正难过三四天，就一个字'忍'！再厉害的高反，我们为了这些孩子，也是一个字'值'！"

叶明主任声情并茂的叙述，一下子也把我带进了往事，记得我当时写了许多志愿者日记，拍摄了许多纪实照片：医生弯着腰，为排着队的小朋友听诊，六七岁的小朋友们很是配合地撩起自己的衣服，一双亮晶晶的小眼睛静静地看着医生的脸，是好奇？是崇拜？反正不是害怕！因为小朋友们事先都知道：听医生的话，就能领到一份小礼物……

说起小礼物，叶明主任立马笑意盈盈："第一批团队去到那里没经验，

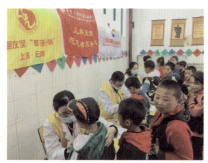
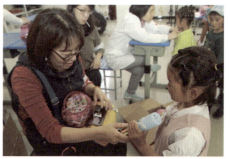

筛查现场

遇到幼儿园的孩子检查时哭闹就很为难,因为听诊时是需要安静的。所以,后面每一批团队去,社工部都会带上几大箱的小礼物,有糖果、贴贴纸、水彩笔、绘本,孩子们拿到的时候,不要太开心哦!一下子就跟我们亲近多了!发小礼物你也参与过的呀,听诊的时候他们是不是很配合啊?!还很开心!"

每年去筛查,之后总会有一二十个心脏有问题的孩子来到复旦儿科医院进行手术治疗。为保证一起来的孩子们能够做完手术,又一起回家,心血管中心都会动足脑筋,分几个医疗小组,火速而精准地为每个孩子做评估,然后在一两天内集中做手术。

在叶明主任的记忆里,大多数的孩子都是比较常见的先心病,只有少数比较严重、复杂,这些重症孩子都由当时的心血管中心主任贾兵教授主刀完成。叶明主任当时作为心胸外科副主任,主刀的基本都是房、室间隔缺损的孩子,因为手术都比较成功,用她的话来讲:很顺利,所以做了便忘

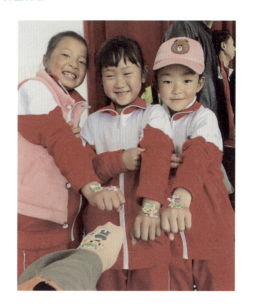

"做检查 我不怕"

了,没有什么留下特别记忆的。倒是每次孩子们入院和出院的欢迎会、欢送会蛮感人的,孩子们刚入院时的局促与出院时的欢声笑语,让我们做医生的特别有成就感!看着他们,我有时也会这样想,这些孩子要是早一点被筛查发现,早点手术,效果会更好,所以啊!医疗条件不均衡,真的会给疾病的诊断和治疗带来影响,甚至可能耽误手术时机而使孩子们失去治疗机会……

看着原本喜笑颜开的叶明主任瞬间又笑容凝固,我见机,就顺着"耽误"这个词,问道:"您在心胸外科从业三十年了,应该遇到过有孩子因为错过了早期筛查发现,也错过了及时手术干预,最终无法手术治疗或者手术治疗失败的临床案例吧?"

"当然!"叶明主任很是慎重地坐直了身体,非常真挚地缓缓道:"临床上,这种案例虽然很少,但绝对是有的!原因无外乎两种,一、孩子患有非常严重的先心病,但是家庭经济困难无法承担手术治疗费用,而随着孩子的成长,疾病程度逐渐加重甚至发生难以逆转的并发症,而失去手术机会。二、孩子的心脏疾病并不严重,因此没有被早期发现,而当疾病出现症状的时候已经发生了严重的并发症,导致无法进行手术干预;或者即使能手术,预后也难以预料。因为,我们大家都知道——医学不是万能的,它也是有局限性的!"

叶明主任深深叹了一口气,接着我之前的问话作答:"你刚刚是不是想问,如果早点筛查发现、早点治疗就不会有被耽误后的无法手术,甚至手术失败的遗憾?当然是的!我认为,首先,这是个社会环境的遗憾。患有先心病的孩子,如果在一出生,或者三四岁时,就被筛查发现,然后及时手术治疗,完全治好的概率可以达到90%以上。即使是那些严重的复杂先心病,就目前的医疗水平和手术技术来说,90%的复杂先心病可以通过手术得到治疗。但是首要的条件是我们要尽早发现,而通过心脏听诊发现心脏杂音是一个非常简便和有效的方法,因为绝大多数先心病的心脏杂音是能够通过听诊被发现的。但如果这个孩子出生后没有接受过筛查或者没有就医经历，那么家长可能认为孩子能吃能睡，只有一点点气喘、一点点不舒服，就不会重视，更不会跋山涉水去城里医院看医生。患病的孩子得不到及时诊断和治疗，病情就会加重，最终失去治疗机会。第二，医学的能力是有限的。疾病被诊断出来了，但治疗之后的发展走向，每个人是不一样的，我们只能了解大方向，判断普遍的发展方向，但个体还是有差别的，大方向之后的小分叉又是形形色色的，它的走向与结局，以我们掌握的现有知识去判断或努力，还是会有差距的。这点非常让人遗憾！但，又是现实存在的！所以，我们会碰到一些危重复杂的先心病孩子，虽然手术成功了，但孩子后续的病情变化很意外……这也就需要我们每个外科医生，积极剖析病情变化的原因、不断总结经验教训，提高我们的医疗水平，使更多的孩子得到救治。从临床救治关口前移的角度来讲，这也是我们心血管中心连续九年，积极主动地跑去千里之外的云南山区，为那里的孩子做先心病筛查的一个缘由与动力吧！"

社会环境的不如意、个体差异的遗憾，以及医学的局限性，叶明主任睿智的分析总结，让我顿时豁然开朗。顺着她的思路，我进一步追问："对于未来我们去云南开展筛查，您有什么好建议？"

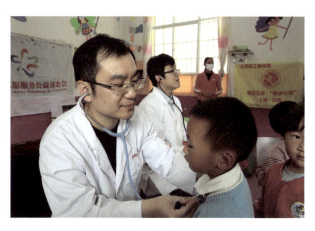

张惠锋现场听诊

"我觉得坚持是最重要的,一定要坚持筛查,一个都不能漏,像我们之前坚持的这种筛查方式就很好!这个做法是非常务实而有意义的!但是单靠我们去筛查并不是长久之计,更重要的是要培养当地的医生对先心病的认识,让他们掌握筛查方法,才能更好更及时地发现问题。一下子要培养当地所有医生的话会比较困难,但是如果简单一点,每个地区培养一个像我们心血管中心赵趣鸣一样的医生就行!他利用自己在云南绿春援滇工作半年的机会,挎着一台便携式心超机,走进山里的一所所学校,去给小朋友做心脏筛查,把半个绿春的孩子都筛查了一遍。他这么做,真的是比我们去听诊筛查还要缜密,漏掉的几率几乎没有!所以,当地的医院只要有一个这样的医生,就能起到解决问题的大作用!就能让那些没有症状的先心病孩子更早地被发现、更早地接受治疗!"叶明主任的这番话显然是为我的访谈而事先预备的功课。我暗喜,不得不佩服她的率真。

临别时,叶明主任再次谈到医学的局限性,为此,她衷心感恩复旦儿科医院社工部为心血管中心开展的人文关怀:她们以第三方的身份,提前

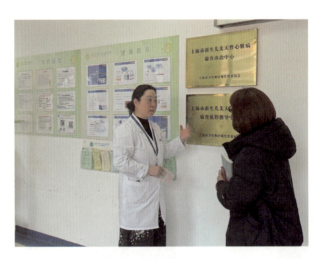

国家儿童医学中心的使命与担当

做心理干预,关爱孩子、安抚家属,与患儿家属建立良好的信任关系,极为有效地减少了因为医学局限性给医生,尤其是孩子家属带来的遗憾与伤痛。

"不管怎么讲,我们与孩子与家属的愿望永远是一致:一切为了孩子!就是这句话!"站在"上海市新生儿先天性心脏病筛查质控指导中心"的铜牌前,叶明主任很是自豪地介绍着它的意义,笑容里有着满满的坚定:我们的努力是有成果的!我们的脚步也是永远不会停的!

受访嘉宾 » 王慧美

复旦大学附属儿科医院心血管中心/手术麻醉科护士长、心胸外科护士长,国家儿童医学中心心血管护理联盟学组委员。

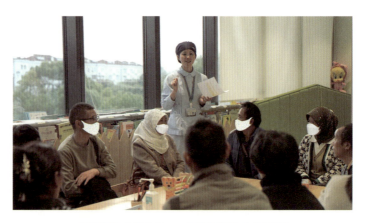

心慧貌美、共情体恤——天使的模样,大抵如此!

采访手记：

七年前，我与慧美护士长曾是"萨提亚心理疗愈"培训班的同学，她的聪慧与用心给我留下的印象很是深刻。

访谈伊始，慧美护士长就主动告诉我，她已经翻找出了许多当年的纪实照片，后续会发给我；她还对当年前来手术的孩子们的资料也做了大致的回忆整理。

慧美护士长很是细致地讲述了三个故事，因为"它让我非常震撼，又很心酸……"（她的原话）。

慧美护士长是回忆贾兵主任最多，也是最为动情的一位受访嘉宾，因为"贾主任是看着我成长起来的，他是对我工作影响最大的一位导师"。（她的原话）

她的聪慧与用心，一如既往！她至真至诚的感恩心，令我感动——

心慧貌美、共情体恤，天使的模样，大抵如此！

点亮孩子"心愿"的人（下）

王慧美 2002 年毕业于上海第二医科大学护校，进入复旦儿科医院后，按规定在多个临床科室轮转工作。2006 年轮转到心血管中心，恰逢中加合作交流的契机，在经历选拔后，她赴加拿大温哥华不列颠哥伦比亚省儿童医院学习进修了半年，2008 年搬迁新院后就留在了心血管中心的心胸外科工作。2013 年慧美出任该科护士长，2018 年出任心血管中心科护士长。（在接受我采访的一周后，王慧美荣获"刘湘云勤奋创业奖"。这是复旦儿科医院一项至高无上的荣誉奖项。）

2016 年 8 月，时任心血管中心主任的贾兵教授接下此项"云南援助项目"，王慧美担任病区收治云南孩子开展慈善手术的项目对接人。援滇医疗队每赴云南一个新的义诊点，她都会遵循贾兵主任的要求，与医疗队同行，协助社工部对接当地的学校及有关部门，协商日后慈善手术相关的基

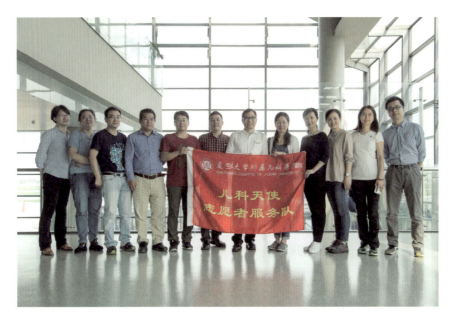

2016年儿科天使志愿者服务队一行12人

金项目如何操作、如何落地等事宜。

2016年的香格里拉行、2022年的普洱行、2023年的昭通行,每一个新的援滇义诊点的医疗队里都有慧美的身影,更有她至深的回忆,尤其是香格里拉山区惊心动魄的盘山路,给这个生长在大上海的年轻人带来的震撼是一生难忘的。慧美一脸紧张地回忆道:"一边是汹涌的怒江,一边是高山陡崖,我真的亲眼看见前面的山上滚下一块巨石,前面的一辆车就被砸中翻到怒江里了!我现在想起这一幕都很后怕,我们当时的车里,可是一车的大专家啊!还有昂贵的心超机……这种惊恐的感受是我一辈子也不会忘记的!"

除了一路的惊险,更有让慧美记忆犹新的是难以忍受的高反。

抵达香格里拉的当夜,高反就让慧美头晕、头疼得无法入睡,"难受得实在睡不着,我们几个同病相怜的队友,就从床上爬起来,到外面坐着聊天解乏,太痛苦了!但是很奇怪哦,尽管我们好多人都有高反,头晕、恶心,晚上也睡不好,一大早出发,要在车里摇摇晃晃两三个小时。但一到学校,大家一个个马上像打了鸡血,一路的惊慌和不舒服全部都忘了,马上进入状态。就好像这一个学校的孩子不是来找我们看病,倒是像来给我们打气、鼓劲的!"慧美忽闪着一双明亮的眼睛,眼中有惊奇,更多的是自豪。

"现在我回想这一切,感觉贾主任带领我们这支团队每年这样脚踏实地为云南的孩子们做实事,一路走来真心不易!2022年,贾主任不在了,我们还是在坚持着做这件事……我想,主任他一定会有感知的!"慧美嘴角扬着笑,双眼噙泪。

感恩于贾兵主任的言传身教,追随着贾兵主任的身体力行,护士长王慧美一次次奔赴云南,不仅把复旦儿科医院的志愿精神播撒到边陲山区,更是用复旦儿科医院的天使之爱温暖了一批又一批前来住院手术的云南先心病孩子。

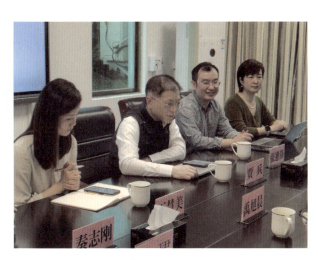

贾兵主任率队走访当地医疗机构

来自云南的贫困家庭先心病孩子大多是少数民族,每位小朋友都会有一位家长陪同,因此,心血管中心的内、外科病房自2016年以来,每年都会接受 20～40 名先心病的小朋友以及他们的家长入住。

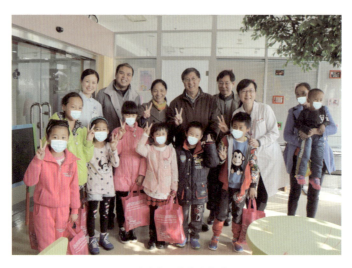

云南患儿入院欢迎仪式

问及慧美,这会让你们倍感压力吗?慧美连连摇头,充满爱意地笑答:"没有没有!我们一点没有压力,相反,我们总是会感觉被温暖到了呢!虽然在语言沟通上、在生活习性的磨合上,会有一些些障碍,但他们

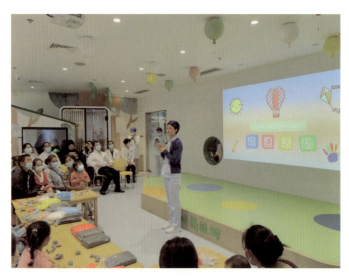

云南患儿出院欢送仪式

这个小团体之间非常团结,就像一个大家庭,他们会依靠一位懂汉语的家长来与我们沟通,然后他们家长之间会去做相互沟通。我感觉他们是完全能感受到我们的爱心援助与热情接纳的,所以他们几乎是无条件地接纳着我们,依从性非常好。他们因为无限信任我们而表现出来的感恩心与依赖感,反而让我们因为这种纯真无比的被信任被需要,感觉自己被温暖到了!"

没等我要求慧美讲几个能感动到她的小故事,慧美就已经打开了她的手机,翻出了保存九年之久的一张纪实照片给我看。

照片上有三个男孩,两个大男孩是 2016 年 9 月第一批来心血管中心接受手术治疗的藏族孩子,小男孩则是慧美护士长刚上一年级的儿子。

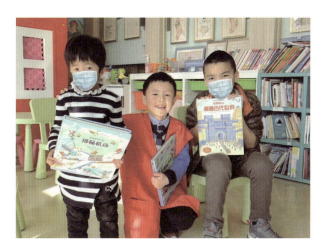

小小心愿活动

为了迎接首批来手术的云南藏族孩子,慧美也是把迎接工作做到了家里:动员儿子把自己幼儿园大班读过的四本恐龙立体绘本带到病房,亲手送给四年级的两位大哥哥。

没想到,就是送书的那一幕,慧美被震撼到几乎落泪!

从未看到过的立体书,一翻开,就是一条大恐龙栩栩如生……这让两个大男孩惊呆了!"严老师您看,就是这个孩子,他叫尼茸,一拿到这几本书,他就迷上了,爱不释手。看得出他每本书都想要,但他又非常地懂事,知道这些书是要分给其他小伙伴的,所以,他非常克制,默默地在有限的时间里,用很快的速度把这四本书都翻看一遍。"

显然,这个四年级藏族孩子尼茸的求知欲,尤其他的懂事与克制,深深打动了慧美,就像那些立体书给尼茸带来的震撼一样,尼茸的内心与行为也深深震撼了慧美:"到今天,我一直保留着这张照片,不舍得删掉,因为它真的让我很心酸,但又非常欣慰!"

回忆往事,慧美护士长非常动情,显然,这种五味杂陈的内心感受,是她这个年龄的都市年轻人从未体验过的。

医护人员帮助孩子"修"心圆梦,在生理结构上健全了他们的小心脏,但这些孩子无意间流露出的习性与品质,无疑也丰富了医护人员的人生体验。这种医患的双向奔赴,在慧美看来,就是一种受益!

2020年,心血管中心的赵趣鸣医生在云南绿春援滇期间,深入山区为中小学学生做先心病的心超筛查。随后,一批需要手术治疗的中学生患儿来到了复旦儿科医院。

此时,慧美护士长正在做一个有关青少年先心病的课题。于是,她就对这些十几岁的孩子进行访谈:"你是什么时候感觉自己的心脏有问题的?你之前在感觉自己不舒服时,会告诉老师或者父母吗?"

没想到,孩子们的回答让慧美出乎意料!"他们都是初中生了,自己感觉气喘、胸闷胸疼,运动时透不过气来,都是选择不告诉老师和父母,因为不想给老师添麻烦,不愿让父母增加经济负担,因为要治病就要花很多钱,家里承受不了的。所以孩子们回答不想治。他们有的会学着大人去按自己手上的合谷穴止疼,有的喝凉水来缓解不舒服的感觉。"

这些回答,让慧美在震惊之余,心酸不已:他们还都是孩子啊!明明知道自己有病,都首先替父母家庭着想,都默默选择自己承受……

不同于以往接受手术治疗的小学生们,这些十几岁的中学生在手术后,身体的不适感烟消云散,之后的开心是溢于言表的。慧美在与这些孩子聊天时,深有感受!她再三重复一个词语:愁颜舒展!"那些孩子的那个开心啊,完完全全是写在脸上的,这些由心而发的笑容,也是非常震撼到我的!"

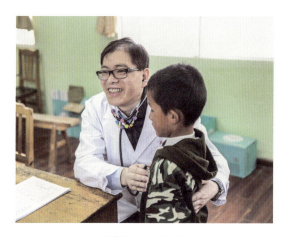

身体力行,润物无声

此时,慧美再次提及贾兵主任:"贾主任以前一直对我们讲,你看一个孩子舒不舒服,你就看他会不会对你笑,小孩子做好手术,身体舒服了,他不难受了,你逗逗他,他是会对你笑的!"

在慧美的眼里、心里,贾兵主任对她的影响是至深的:"贾主任是站得高、看得远的大专家,但他做事又很落地,他是一个身体力行的人。我们跟着他去香格里拉、普洱等地,整个过程,他对待每个细节都会把控得很好。他真的好像时时刻刻在教我做事,但却是无声的,他用的是身体力行!"

从2016年9月至今（至截稿），从云南来心血管中心接受慈善手术治疗的孩子，共计有17批次，共240多个孩子。作为心血管中心的护士长王慧美，她的感受是至真至诚的，她麾下护理团队的作为，亦是功不可没！

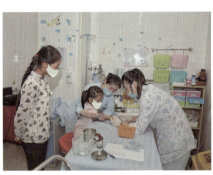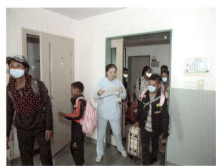

为云南患儿开通救治绿色通道

谈及未来，慧美明亮的双眸放出光来："我特别希望以后能够组队，再去云南对这些手术后的孩子们做一个回访。这是我的一个心愿！也算是对于未来的一个建议吧！"

在慧美看来，这些先心病的孩子，即便是做了成功的手术治疗，在解剖学上完成了心脏的修补，结构完整了，轻症的孩子应该可以如同正常人一般生活了，但一些重症的孩子，则需要终身随访。

对于这个观点，慧美展开科普："以前我们不把先心病当成慢病来看待，而当今，越来越多的科研证明，对那些重症先心病的孩子，完成了手术治疗后，不仅仅要关注他们手术后那段时间，也应该对他们有一个全生命周期的关注，尤其要关注他们18岁以后，怎样帮助这个人群安全而健康地向成人过渡，是值得思考的！"

慧美认为："不仅仅我们要认知到这一点，重要的是我们要去提醒、教会这些孩子们学会管理自己的身体。所以，在慧美看来，去云南回访是很有必要的，一来，可以去调研这些孩子们的现况，因为最早一批做手术的孩子距今已经有九年了。二来，希望能面对面地告知他们，如何进行心功能健康管理，比如出现什么不舒服的症状就应该去看医生,应该做什么样的检查。成人以后,哪些运动可以做,哪些运动不能做。"

"我想,贾兵主任接过来的这个沪滇缘,我们开展了整整九年,如果有机会去看看那些孩子们,也算是对贾兵主任的一个怀念吧!"慧美双眼含泪,非常真挚地用这句话结束了这次访谈。

第四章

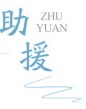
助援
ZHU YUAN

公益在心　志愿在行

受访嘉宾 ▶ 马瑞雪

主任医师、博士生导师、国家二级教授。复旦大学附属儿科医院骨科原主任。曾任中华医学会小儿外科分会骨科学组副组长和国际骨与创伤学会上海市骨科分会小儿骨科组长等职。

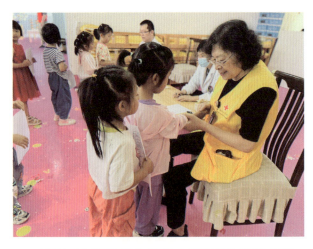

一声"马奶奶",道不尽她心底深处对孩子无私的疼爱与奉献!

064

采访手记：

拜访马瑞雪主任，是怀着满心的敬意前往她的高级专家诊室的。

2019年5月，有幸与马主任一起，作为8人组的援滇医疗团队先头部队，先行进入香格里拉。在那里，我见证了这位年逾花甲的著名医学专家是怎样将她头顶上一连串的耀眼光环——落实在每时每刻的任劳任怨，同时，也亲眼目睹了这位"马奶奶"在与孩子们交谈时是多么的疼爱满满、耐心满满，而在与我们交流时又是那样的谦逊、豁达……

一个多小时的访谈，马主任讲自己的经历与故事很少，谈未来的改进与建议很多，言语里时时处处闪耀着令人感动的"利他精神"……

助力孩子"圆梦"的人（上）

在我眼里，马瑞雪主任是属于那种我特别敬仰的"干一行、爱一行、成一行"的人！

1974年，马主任响应号召上山下乡，在生产队就是不怕苦不怕累、爱干活爱学习的一把好手，当过先进，也做过老师。恢复高考第一年，做小儿内科医师的父亲鼓励她：想学医吗？你去试一把！

果然，干啥像啥的女儿当年赴考就榜上有名，不负父望地走进了中国医科大学。

四十多年来承志父业，马主任在小儿骨科辛勤奉献，一路"高歌猛进"，不仅斩获"上海市劳模"荣誉称号，更荣任中华小儿外科分会骨科组副主委，还是全国唯一的小儿骨科女博士生导师……

谈起公益志愿服务，马主任爽朗一笑："我们中国小儿骨科的医生太少了,我作为小儿骨科界相对来讲比较有经验的人,就应该在自己自由的时候,去做一些事情,做点应该的贡献!"

马主任所谓"自由的时候",指的是她自己 62 周岁、不再担任小儿骨科主任一职之后,时间上自由了。

其实,马主任在"不自由的时候",也经常热心参与各种公益活动。比如上海女医师协会组织的义诊活动、"欧美同学会"发起的公益医疗服务……用她常常挂在嘴边的话来讲:"那是必须滴!"

2017 年 5 月,马主任正式卸任骨科主任,年逾花甲的她更是将志愿服务做得"熠熠生辉"!

卸任的第二个月,马主任就自告奋勇,加盟复旦儿科医院的赴滇医疗团队,远赴香格里拉山区开展援医筛查项目,并且连续坚持三年。

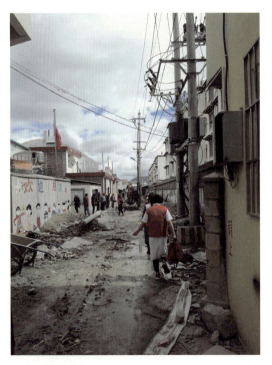

"孩子不动,专家动"

在云南，马主任在筛查诊治中发现，生活在高海拔地区的儿童，普遍存在因营养摄入单一而导致的小儿鸡胸、漏斗胸等骨科疾病，还有先天性的手足畸形，如马蹄足、多指、巨指等，更有脊柱侧弯、髋脱位等。有的疾病，孩子一生下来就能看出来，比如多指、巨指、马蹄足。有的疾病是一下子是看不出来的，比如髋脱位、脊柱侧弯、鸡胸、漏斗胸等。

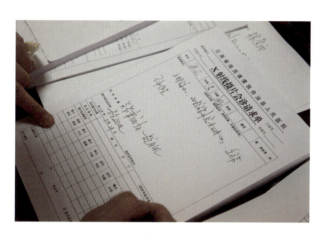

阳性患儿登记

"这些疾病不影响孩子的行动，如果要走出山里到大城市去治疗，花费肯定很大的，家里的经济负担不起的。的确，那些影响外形的巨指、多指、马蹄足等是不会影响孩子的正常生理活动的，但会严重影响孩子的自信心。而脊柱侧弯与髋脱位，如果进一步发展会影响正常活动，引发残疾，如果在孩子10岁前能筛查发现脊柱侧弯，可以用支具纠正，不一定要做手术，如果年龄大了再被发现，就需要做手术了。"

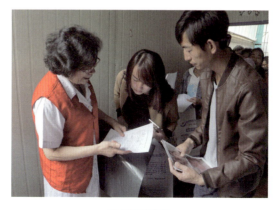

家长现场咨询

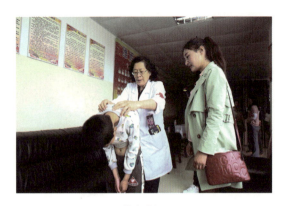

筛查现场

马主任一字一句耐心解释着,言语间透出了深深的担忧。

马主任坚定地认为:"我们的筛查的意义,不但能及早筛查发现不正常的孩子,帮他们及时手术矫正畸形,提升孩子的生理舒适度与心理自信度,完美他们未来的生命质量,同时也希望能影响到当地的医务人员与学校老师,重视10岁之前学生的骨科疾病筛查,及早发现青少年特发性(非先天性)脊柱侧弯,尽早纠正!"

2019年5月,是马主任第三次赴云南高原筛查,那一年,我有幸作为志愿者与她同在8人组的先头部队,在大部队赴滇之前,我们先行抵达香格里拉开展志愿服务。在迪庆儿童福利院、妇幼保健院,以及200公里外山区的维西县的三个乡,我亲眼目睹了64岁的马主任在4天的时间里亲

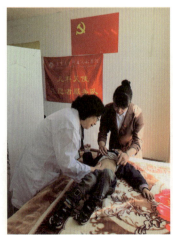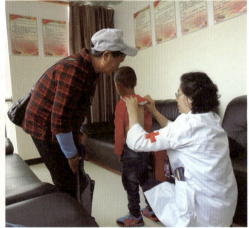

每日站立筛查六七个小时

力亲为地为4000多名孩子做骨科检查。一会儿站在诊床旁为孩子做双腿检查;一会儿站在孩子背后,弯腰为孩子做脊柱、胸部检查。全程,马主任都是站立着工作,更可贵的是,马主任嘴里还要不停地哄着那些幼儿园孩子,安慰表扬那些有些许恐惧的小学生……

每天,山路来回颠簸四五个小时,站立工作六七个小时,一位年逾花甲的老专家,承受如此的工作强度,真是让人心疼不已,也敬佩不已。每次大家让她坐一会、歇一会再干,马主任总是笑着说:"我一点没高反没晕车,休息啥?这么多孩子还没看呢,我心里急着呢!"

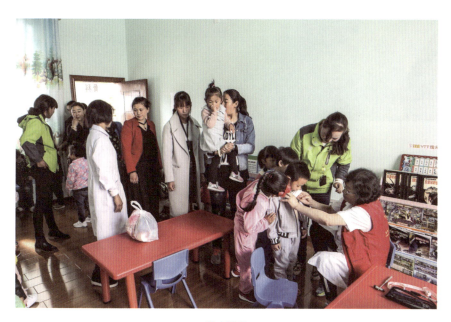

筛查现场

那一年,马主任不但自己全身心投入、无怨无悔,还带上了同样年逾花甲的老伴刘世峰老师,一同上高原奉献爱心。

在队伍里,刘世峰老师妥妥的是一位尽心尽职的资深志愿者。身为大学老师,刘世峰老师的睿智与耐心细心深深地感动了队伍里所有的年轻人。"我家先生退休后,在家一直是个好后勤,没有他的支持,我也不会在事业上进步得那么快。现在我是专家,他是志愿者,继续做好搭档!这人啊,只要有点能力,有点精神头,在身体状态允许的情况下,就应该多做点帮助别人的事儿!"听着马主任乐呵呵地"烘托"老伴,大家更是敬佩不已:这"以他人需要为第一的利他精神",原来是马主任一贯的家风啊!

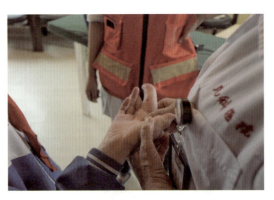

身患巨指症的小雪

在马主任的记忆里,她亲手为十几个云南孩子做过骨科手术,大多数的孩子在出院后都会跟她有微信联系。马主任会关心这些孩子术后的伤口恢复情况,指导术后功能锻炼,这种连续不断的耐心关切与真心疼爱,让她也成了孩子们口中、心中的"马奶奶"。如今,五六年过去了,不少孩子还会时不时给马奶奶送上节日祝福,向马奶奶报喜自己的学业成绩。

2017年8月,从香格里拉来复旦儿科医院接受骨科慈善手术的小雪,只有10岁,她出生时就被发现右手拇指、食指、中指粗大,食指与中指并指畸形。小雪出生6个月时就在昆明做了并指、分指手术,之后又去北京做了两次整形手术。但随着年龄增长,手指还是在变粗变长。2017年6月,马主任首次随医疗队去香格里拉筛查,就发现了小雪。当时10岁的小雪因为右手畸形的手指个个像胡萝卜一样又粗又大,羞怯又自卑地躲在操场的一角,是被老师叫到了马主任的面前……马主任十分疼爱地看着小雪,仔细为她检查后,笑着安慰道:"你到上海来,我来帮你让手指变漂亮好不好?"见小雪有些担忧。马主任又笑着逗她:"你看,你的名字里有个'雪'字,我的名字叫马瑞雪,也有个'雪'字,说明我们俩很有缘分啊!

所以你要相信我一定会尽力把你的手指治好,让你的右手和左手一样漂亮!"

当年8月,小雪随云南的其他孩子一起来复旦儿科医院接受慈善手术,马主任亲自主刀,让小雪的手指基本恢复了正常外貌,手指功能日渐康复……

而今,七年过去了,在龙年的新春,我拨通了已经是高二学生的小雪的手机,懂事的女孩在电话里用悦耳的声音叙述心声:"我很有幸,是马奶奶和宋君医生为我做的手术,我现在大拇指和中指都恢复正常了,食指的功能还差一点点没有恢复。马奶奶说我和她有缘,我现在感觉真的是很有缘哎!因为宋君医生在手术前,站在我的病床旁边,问我长大想做什么,我说,想当老师。宋君医生说,你可以当医生呀!我从高中开始,发现自己很想当医生了……所以我明年高考,准备报考医学院,我想跟马奶奶一样,当小儿科医生!因为我也很喜欢小孩!"小雪接着又很认真地告诉我:"马奶奶和宋君医生,他们就像我人生的一盏启明灯,照亮了我未来人生的道路,我一定会努力,考上医学院以后,和他们一起去做救死扶伤的工作!"

听着小雪真挚的话语,我心头好热:小雪,你真是一个有感恩心、有理想的好孩子!我先祝福你梦想成真!

正是因为有像小雪这些个孩子的真诚感恩,让马奶奶对于未来的援滇筛查有了极富"利他精神"的思考。

首先,马主任认为,上海是医疗发达的一线大城市,应该在可能的情形下,经常深入到那些医疗不发达的祖国边陲地区,为那里的群众,特别是祖国的未来——那些孩子们,去做一些有意义的事。"对小儿骨科而言,把有问题需要手术解决的孩子带上来做手术,不如我们直接下去,筛查+手术,一起做了更好!我们虽然累一点,但可以让孩子们更安全,家长更方便。眼科与心脏手术这样做可能难以实现,因为他们的手术条件要求高。而我们骨科是能够以团队的形式去到那里做手术的,给我带一个麻醉师,我就能上台完成手术!"

马主任还建议:"可能的话,让云南的小儿骨科医生来我们医院进修3~6个月,用专项的慈善基金免费帮助他们培训。当然,也可以我去云南直接指导。如果他们能有一定的基础,那样效果更好。这样做,我累,但我愿意!"

接着,马主任还特别提到在云南筛查时发现有不少的"青少年特发性脊柱侧弯"学生。这病不是先天性的,它的发病原因不明。这样的孩子,如果在12岁之前发现,做手术矫正是最佳期。所以,马主任建议:"今年我们去云南,可以去中学,做个'青少年特发性脊柱侧弯'的筛查,尽早发现尽早手术,以免耽误孩子。去到中学,还可以教会老师们,以后万一学生有问题,老师可以第一时间去检查发现。"

听罢马主任的发心建议,我十分心疼地劝说她:"古稀之年上高原做手术,可是很伤身体的呢!"

马主任又是一笑:"没事儿!我去年还在云南德宏呆了三个月呢,周末义诊,工作日上手术台,主刀了医院全部的小儿骨科手术,我就是抗糙型的!我们骨科医生就像木匠、铁匠、瓦匠,我体力一点没事儿!别看我快七十了,我手术的精准程度绝对没有问题!"

正为马主任的高昂的奉献精神所震撼,耳边又响起她热情四溢的赞美:"我们复旦儿科医院能坚持九年,为了那里的孩子,每年下去走一趟,有两年好像还去了两三次。嗨,真是不容易的!这个,我们还是要感谢社工部坚持不懈的牵头和组织,跟她们的功劳分不开的!希望社工部以后还要带上我这个时间自由的骨科医生,我争取带一个麻醉师,就在那里给孩子做手术!能实现不?"

马主任爽朗的笑声回荡在她那间小小的高级专家门诊小屋里,感染力极强……

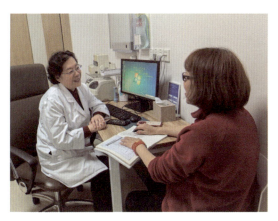

志愿路上,永不停步

受访嘉宾 » 杨晨皓

复旦大学附属儿科医院眼科主任、主任医师、硕士研究生导师。中华医学会儿科分会眼科学组委员。主要研究儿童斜弱视诊治、近视防控、早产儿视网膜病变诊治、婴幼儿泪道疾病治疗、眼电生理检查等。

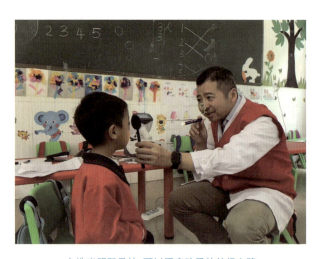

心地光明即是烛,可以照亮孩子的梦想之路

采访手记：

2019年，撰写慈善基金故事书《医学在左 慈善在右》时，曾采访过杨晨皓主任，领教并折服于他深厚的文学功底。又因为他的少年理想是做一名战地记者，与我儿时梦想十分相近……

所以，这种投缘以及亲近感，一直延续到了今天的再次拜访。

与刚下手术台的杨主任一起坐在他那间不大的主任诊室里，访谈近乎于聊天。他对孩子、对光明的挚爱，快乐并充实了他一路走来的二十多年职业生涯；他对援滇的意义、对医患之间的双向奔赴，有着与众不同的体味与见地。

心地光明即是烛，可以照亮无数孩子的梦想之路！

助力孩子"圆梦"的人（下）

因为从医的父亲希望"子承父业"，高中毕业的杨晨皓作别了自己儿时的梦想，报考了医学院。

2000年医学院毕业后，杨晨皓顺利走进复旦儿科医院，又顺利成为眼科医生培养对象。因为当时在复旦儿科医院，小儿眼科还是一个空白。

进修、筹备，四年后，复旦儿科医院的小儿眼科正式创立，杨晨皓主任成了一名"孩子光明之路"的领跑者。

眼睛可以视物、可以交流情感。眼睛代表光明，是心灵的窗口。眼睛"不响"，但充满情感，是真正的"无声胜有声"！人人珍爱自己的眼睛，尤其作为家长，都非常重视孩子的眼睛。

从业二十四年，杨主任从知之、好之，到现如今的乐之，在为无数孩子带来光明的同时,自己的事业也走上了光明的坦途。用他自己的话来讲:"因为热爱,所以乐在其中!"

在杨主任的记忆里,他从未去过边远贫困地区援医义诊,因此,谈起参与云南筛查项目,眼科团队曾四次赴滇筛查,他的个人记忆与感受、他对于未来援滇的计划与改进,心得特别丰厚!

2017 年 6 月,杨主任第一次随团队远赴香格里拉,一下飞机就头晕胸闷,接下来两天高反不减。对此,他的回忆起来却风轻云淡:"医生嘛! 一见到病人,就会全身心投入,自己的头痛头晕什么的,统统都会忘记光的! 就像打了鸡血,这也属于医生的职业病吧!"

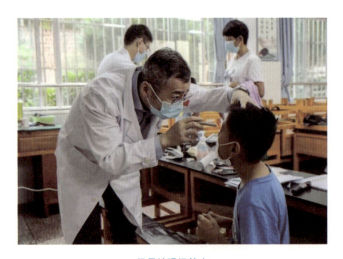

杨晨皓现场筛查

亲历第一次筛查,高原孩子的眼疾现状就深深震撼了杨主任:那里的孩子别说是接受斜视、白内障等眼病筛查,就连普通的视力检查也不是每年常规进行的,有的孩子,都四五年级了,居然没有做过屈光检查(包括近视、远视、散光)。

斜视。它是一种非常直观的眼科疾病，有些孩子一出生就会被发现。然而，因为手术治疗要去到大城市的医院，要花许多钱，所以大多数的家长会选择放弃治疗。

近视。在杨主任的认知里，高原阳光充沛，山区孩子的户外运动又多，近视发病率应该很低。但出乎意料，因为当地学生的学业要求也是很高的，电子产品孩子接触得也不少，所以，孩子近视的比例比想象中要高许多。令杨主任不解的是，那里的民众普遍排斥孩子佩戴眼镜，觉得有一种羞耻感，所以家长和孩子都不愿戴眼镜来纠正视力，导致近视的孩子视力下降的速度非常快。

因为高原紫外线强烈，引发过敏性结膜炎的概率比较高。这点杨主任倒是预判很准确，所以眼科团队带去了许多的常用药，但万万没想到，发病的孩子有那么多，眼药水一下子就发完了……

谈及孩子斜视如果不能及时手术纠正，会给孩子的视功能带来什么影响？

杨主任耐心做了解答："会直接影响孩子双眼视功能，最严重的就是丧失立体视觉。"

为了让我有一个直观的感受，杨主任为我做了双眼立体视觉的检查，一下子让我感受深切——如果丧失立体视觉，的确会带来生活上一系列的不便与痛楚。

原以为立体视觉仅仅用于观看 3D 立体电影，其实它的应用非常普遍，在日常生活中的上下楼梯、开车看反光镜，都是要靠立体视觉来判断方位的，还有修理精细的仪器仪表、穿针引线、看显微镜等，也离不开立体视觉。

所以，如果孩子斜视长久不去治疗纠正，不但会影响孩子双眼的立体视觉，斜视的眼睛由此还会引发弱视，有的孩子会因容貌上的与众不同而产生自卑与焦虑情绪，那就是影响孩子心理层面的问题了。

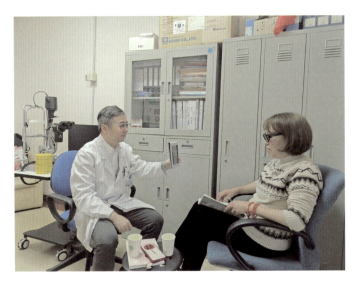

演示"双眼立体视觉检查"

在参与云南项目期间,一批又一批的孩子来到眼科病房接受慈善手术。回忆这些,杨主任感慨:眼睛不仅是孩子的视觉器官,更与孩子的梦想戚戚相关,这其中的故事还是蛮感人的!

来自香格里拉山区的 10 岁男孩,外斜视加先心病。就因为自小眼睛的外观与众不同,心功能差又不能跟其他男孩一样奔跑跳跃,导致他长期受到同学们的歧视、冷落,没有好朋友,甚至有些家长都认为他是一个小怪物,而不让自家的孩子接近他……男孩因生理缺陷导致心理障碍,变得自卑而孤僻。

来上海接受先心手术与眼科手术后,男孩一切恢复正常了。对着镜子,男孩第一次开心地笑了,他不但有了健康的身体,更有了十年来从未有过的、满满的自信心!

2017 年第一批来沪接受手术治疗的孩子里,有一位 7 岁的小男孩,先天性内斜。孩子从小就崇拜军人,梦想以后穿军装去当兵。但因为孩子的斜视,成了父子俩的心病。当杨主任帮助孩子手术纠正以后,父子俩喜出望外,孩子更坚定了以后要当兵的梦想!

回云南后,每年过年,父亲都会与杨主任视频连线表示感恩,孩子每次都会穿着迷彩服问候杨叔叔!"七年了,这个小朋友都初中生了,现在他是视力好、身体好,外加身材也很好,爸爸也是在帮儿子朝这个方向在培养,看他这么喜欢当兵,真为他高兴!"这样的故事,杨主任信口拈来,因为太多了!

在杨主任的诊室里,几幅小朋友的画作让我一进门就关注到了:"景深感的表现力这么棒,应该是恢复了立体视觉的斜视小朋友画的吧?"

杨主任笑着点头:"这个小朋友,她的梦想就是当画家!好些喜欢画画的孩子,眼睛问题解决了,就会画一幅画送给医生,对于他们来讲是表示感谢,对于我们医生来讲,就是一种纪念与鼓励了!所以,我一直把它们挂在诊室里,可以天天看着,激励自己……"

"帮一个孩子治好眼睛,纠正了视功能,确实可以帮他圆梦啊!"我由衷赞叹。

"是的,尤其是山区里的孩子,眼睛可是关乎他们未来的生活之路、职业之路。所以,我们的成就感越大,责任感也就越大!会真心感到工作越做越开心了"杨主任应声笑答,眼里有光,透着满满的欢喜心。

接着,杨主任提起了"光明之路"慈善基金。那是仁恒置地集团自2017年5月在复旦儿科医院小儿眼科设立的慈善基金,用于帮助贫困孩子的眼科手术治疗。

杨主任首先认为:"援滇筛查,不仅仅需要医护团队一年去一次两次,更重要的是,要把当地的眼科筛查体系建立起来,授人以渔才是最重要的!"

眼科的周晓红副主任在2018年赴香格里拉开展筛查工作时,曾有心地给当地妇幼保健院的眼科医生们做了专题培训。至今,两地团队依然有着互动与合作。

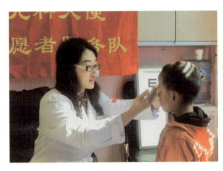
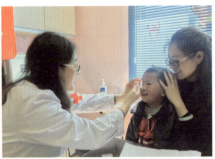

让孩子配合眼科检查的秘诀——鼻头的贴纸

杨主任非常高兴地告诉我:"我们把光明之路慈善基金又重新做了规划,本来基金项目只是帮助贫困孩子就诊与治疗,包括云南来的孩子。现在,我们可以用来帮助云南眼科医生的培训与进修了,这一块费用,我们已经留出来了。"

看得出,杨主任的发心很简单:因为帮助一个当地医生,就有可能帮助到更多的孩子!这样做,可以让"光明之路"慈善基金的这份爱更广阔,更细水长流,更有意义!

每年的云南孩子来眼科接受慈善手术,都会给杨主任以及他的团队以感动、以教育。用杨主任的话来讲:"医患之间在实践着非常有意义的双向奔赴!"

说这话,杨主任是有事实依据的。

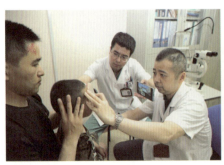
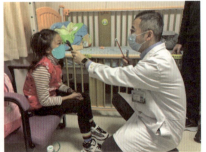

术前检查与准备工作

平日里在眼科看门诊,遇到斜视的孩子,杨主任会在检查确诊后,请小朋友三个月后再来复查,然后再决定日期做手术。因为斜视是个择期手术的疾病,多次的检查是为了更充分地了解孩子的疾病情况与身体状况。所以对于每个需要手术的孩子,杨主任对他的个体情况是心里有底了再做手术的,这样可以确保安全地解决问题。而云南来的孩子,都是在当地被筛查时确诊的,没有复查的时间,就来到上海接受手术了。

由于每批孩子们乘坐的航班都是下午到达上海,到医院基本都是傍晚五六点了。根据要求,第二天,眼科医生就要分组安排孩子们的眼科手术,所以,所有的术前检查与术前准备工作都要在当晚进行。小朋友手术要全麻,所以还要评估小朋友的全身情况。术前,还得要家属谈话……

杨主任回忆道:"那个紧张啊!真是压力山大!太考验我们的预判能力与临床经验了。可以说,每台手术,几乎就像一场考试!好在我们科每次派去云南筛查的医生都是很有经验、高水平的,所以,做筛查后,可以基本确诊小朋友是否有手术指征。所以,非常非常有幸,每批来我们病房的云南小朋友,手术都是成功的!现在回想起来,我们人是累的,但心里真得很开心,因为很值得!"

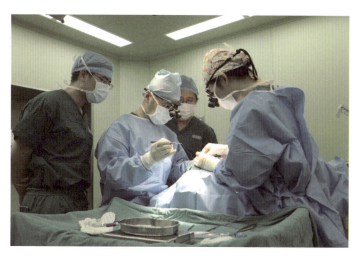

眼科手术治疗

对于团队而言,能让科室里的年轻医生就此得到前所未有的历练,那也是杨主任颇为欣慰的!因为云南小朋友来手术的流程与平日门诊收治小朋友的手术流程完全不一样,除了要关注治疗情况,最重要的是要关注他们全身的环境适应状况,心理上的、生活上的,甚至还要关心家长的感受,因为他们大多都是少数民族。所以,要求医生们要像爸爸妈妈一样做到无微不至地关注、照料小朋友,更要站在一个高度去关心这些少数民族家长们的心理感受。

杨主任对此心怀感恩:"这几年来,通过接待一批批的云南小朋友,我们的医生也提升了对于国情的进一步了解,对于不同民族文化的了解,学会了尊重与共情;对于国家医疗不平衡的现状也有了体察,更深深感受到了作为一名发达城市年轻医生身上的使命与责任……总之,团队的凝聚力变得更强了!这点,我真得很开心,所以说,实践这样的医患双向奔赴,真的非常非常有意义!"

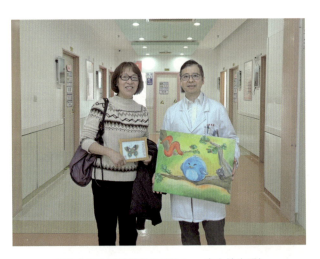

愿意为别人眼睛带来光明的人,一定心地光明!

第五章

善缘
SHAN YUAN

受访嘉宾 » 赵趣鸣

复旦大学附属儿科医院心内科副主任、中华医学会儿科学分会心血管专业学组青年委员会秘书。致力于儿童先天性心脏病的筛查和救治工作,曾获"云南省脱贫攻坚先进个人"。

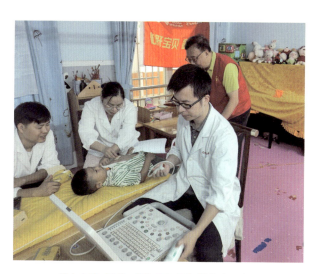

发心良善,写就一段"千里走单骑"的志愿故事

采访手记：

几年前听闻赵趣鸣医生利用在云南绿春援滇的机会，带着一台心超机，千里走单骑，志愿为20多所学校的孩子做先心病筛查的故事，心里很是想去拜访一下这个颇具传奇色彩的年轻医者。

没想到天遂人愿！采访到的两位心血管中心的主任，就连护士长，都不约而同提到了他，口气里满是赞赏。于是很是郑重地提出：要去见识一下这样难能可贵的志愿精神！

果然，这位年轻的心内科副主任，让我的访谈别开生面，他不但心地良善、敬业勤勉，更有一种"带着问题去、带着问题回"的独立思考精神！

为了孩子，志愿"千里走单骑"的人

"绿春地区比较特殊，因为属于云南比较贫困的县，所以我认为，只要我们援助的医生想干、肯干，确实能发现许多以前从来想象不到的问题，同时也能帮助解决一点问题！"访谈伊始，赵趣鸣就率先抛出了一个极富悬念的开头。

赵趣鸣的想干、能干，我早已在2020年的新闻里耳闻目睹，但"想象不到的问题"，瞬间让我好奇心大增……

赵趣鸣是个妥妥的"别人家的孩子"，一路顺风顺水地完成医学专业的本硕连读，随后拜读于复旦儿科医院原院长黄国英教授的门下，攻读博士，顺利毕业后就留在医院的心内科工作。这一路的笃学不倦、才学斐然，他自己却谦逊地称之：按部就班。

2019年6月,根据国家卫健委等四部门联合下发的《关于再次调整部分三级医院帮扶贫困县县级对口关系的通知》(国卫医函〔2019〕109号)文件要求,复旦儿科医院与云南省红河州签订了战略合作协议,定期派遣医护人员进驻当地医院,开展扶贫援医。2019年11月,赵趣鸣作为第二批队员,进驻红河州绿春县人民医院。

"当时,新生儿先心病筛查已作为公共卫生政策,在全国广泛推广应用了,但作为贫困地区的绿春还尚未开展。所以,我首要的任务就是在全县启动这项工作,让更多的先心病孩子能够早期被发现。"作为支援绿春的首位儿童心血管专科医师,赵趣鸣说,这是他义不容辞的责任。

从2019年11月到次年的3月,这项开天辟地的工作得以顺利推广。但赵趣鸣医生在日常的临床工作中,又发现了另一个问题:也就是当地儿童先心病的漏诊情况比较明显。赵趣鸣清楚地记得一位有特殊面容、听诊心脏也有明显杂音的孩子,当地心超检查却并未提示异常。而经过赵趣鸣的再次心超检查,确诊是重型先心病。问及家长,回答是以前也接受过当地医生的体检,没有说有异常。问询绿春医院的儿科医生,也说在门诊和病房几乎没有诊断或收治过先心病的孩子……

"难道在经济欠发达地区的先心病漏诊现象真的这么严重吗?!"赵趣鸣医生心里一阵咯噔。当即,他就萌发了一个大胆的想法:来看病的这些孩子被我发现了,但那些没来医院看病的孩子呢? 是不是都会因为没被发现而耽误病情? 那太不幸了!……我要去做筛查! 如果想要获得很准确的资料,我必须做全人群(孩子)的心超筛查!

有了想法,赵趣鸣立即向当地医院儿科主任张国文谈了自己的想法,张国文十分支持:"我们就先从绿春县所在的大兴镇开始试点吧! 我来负责接送,我们一起干。"

两人一番调研后得知,大兴镇有初、高中学生将近 8 000 名。赵趣鸣想了想,一咬牙:我就争取一个月,先做这 8 000 个孩子再说吧!

两人随即请示医院领导,得到首肯与支持后,筛查工作得以顺利推进!但不久,在行将完成大兴镇学龄儿童的先心筛查时,意想不到的问题又来了。赵趣鸣发现很不对劲:先心病的孩子怎么越查越多了?根据国际标准,新生儿的先心病发病率是千分之 8~10,学龄儿童是千分之 2~4。而这里,仅仅一个镇,学龄儿童的先心病发病率居然达到了千分之 10 左右!

"这跟教科书上讲的太不一样了!而且,蛮多的孩子还是比较严重的先心病。"赵趣鸣一脸凝重、口气急促地叙述着当时吃惊的感受。

一向稳重沉着的他开始迅速启动预判:必须要将筛查进一步扩大地域,同时必须获得大后方的支持,因为这已经不是 10 个 20 个先心孩子的问题了!如果按照这个比例,会有几百个先心病的孩子被筛查出来,虽然这并不代表都需要做手术治疗,但这也大大超出了之前所预计的筛查范围与阳性患儿数量!

于是,他首先致电时任复旦儿科医院院长的黄国英教授,汇报并请示。黄院长的答复果断而坚决:发现有问题的孩子,需要进行后续的手术治疗,只要孩子家长愿意接受治疗,我们医院照单全收!由社工部想办法筹集慈善基金负责他们所有的治疗费用!

有了大后方的大力支持,赵趣鸣便大胆放开手脚去干了。在扶贫办的帮助下,他与当地政府、教育局和卫生局都进行了沟通,提了自己的想法,同时再三说明:作为国家儿童医学中心的儿童心脏科医生,我可以自己带一部心超机,加上张国文主任的配合,成立一个仅需 2 人的筛查团队!也不需要当地组织部门有太多的劳顿,不用安排接待、陪同、吃住等。只要帮我们通知一下各个学校,提供一份学生名单,到我们去的时候,再安排一间教室,让学生们排队接受筛查就行了!这番"一切为了孩子"的良善用心与志愿精神,感动了当地的有关领导。最后,复旦儿科医院顺利与绿春县政府、绿春县教育局和上海驻绿春县扶贫办达成合作,并得到了当地红头文件支持,顺利召开了筛查启动会。

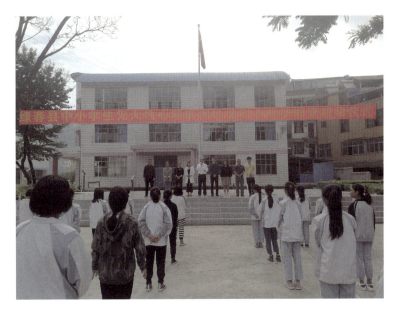

绿春县中小学生先天性心脏病和风湿性心脏病筛查启动仪式

紧接着,当地组织了筛查工作部署会,由学校负责人参与,确定筛查学校的顺序,分配收集资料等任务。得到应允与支持配合后,张国文亲自驾驶自家车,载着赵趣鸣与心超机,跑起了绿春的各个乡镇学校。

"对了,我随身带的那台便携式心超机还是黄院长亲自为我们这个筛查项目,去问别的单位借的!由于是一台崭新的机器,我也是专门回上海取的。这台借来的新机器可是价格不菲啊,后来每天带着它跑山区,在车上一路颠簸好厉害,我自己倒是不要紧,颠得难受大不了到了学校吐一吐,就是担心把这个宝贝给颠坏了。虽然已经很小心地保管了,但后来项目结束归还机器的时候,还是发现机器的表面还是有些许磨损掉漆的,我好心疼啊!"赵趣鸣医生像大男孩一般笑着回忆了这段让他又自豪又担忧的往事。

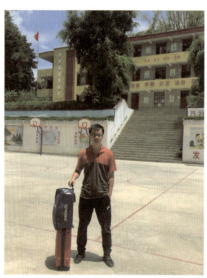 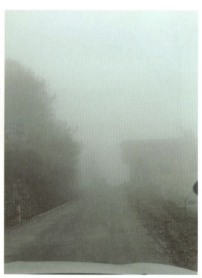

漫漫筛查路,山路崎岖,雨季大雾,一人一车一箱(心超机)

赵趣鸣医生紧接着用非常感恩的口气,提及为此次筛查工作全程负责开车的张国文主任:"去到那些偏远乡镇的山路太险又太远了,五六月份又是当地的雨季,山路上经常有山体滑坡,来来回回的路上,我就遇到过好多次石头滚下来,真的很吓人!所以,一定要当地很有经验的人开车,才安全些。每到一个学校,我是要先吐一下的,因为一路晕晕乎乎的太难受了,吐好了,人也就舒服些了,可以尽快投入工作。张国文会帮我许多忙,比如维持学生们的排队秩序,登记孩子信息并同时对筛查结果进行核对,等等,他真的也是很辛苦,一路开车一路紧张,之后还要帮我忙!"

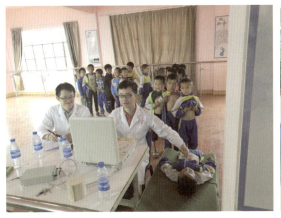
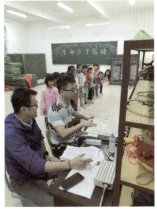

2 人为 5 个乡镇 22 所学校学生进行筛查

问及这样检查的效率怎么样？赵趣鸣一脸自信的笑意："速度是很快的！探头搭上去，如果基本正常的孩子，10 秒就能搞定。有问题的孩子，时间就要长一些。我当时做一天，顺利的话，最多居然查了 1500 多个孩子。这么快说出来别人可能都不信，但事实如此！排着队的孩子，是一个紧接一个上下诊床的。当然这个速度也是要基于操作医生的熟练程度的，几个主要的超声切面，要迅速识别出来……所以，这对我也是一个考验。"

"看样子，同学们也是非常配合你这位大上海来的帅哥医生的！"我不由赞叹。

"那真的要得益于张国文这位好搭档了！是他一直在旁边解释、开导这些孩子，尤其是女孩子，要说服她们配合医生。记得在大兴镇的那些学校里筛查，我是要费好多时间去跟高年级的女同学做思想工作的。因为那是在医院所在的镇上，张国文送我到学校后，他就回医院继续上班了，留下我一个人独立应战，既要做检查，又要做女同学们的思想工作，很费口舌啊！后来去偏远的乡镇，他没法回医院因为路途太远了，所以他就陪着我一起工作，由他来说服同学们配合检查了。"赵趣鸣笑着坦言，需要一个接一个地去做被检查孩子的思想工作,这是以前他在医院工作从未遇到的问题,所以,在他的记忆里,绿春的筛查工作很累但并不难,做女同学们的思想工作倒是一件最难的事儿。

那是因为筛查的诊室就是一间教室临时搭就的,只有他这一位男医生,旁边是排着队的同学们,高年级的女生往往因为害羞、害怕,不愿意当着别人的面撩起衣服坦露自己整个胸部。这让赵趣鸣不得不去考虑她们的心理接受度,所以,他必须花些时间去做女孩子心理工作,耐心解释、开导。

谈及筛查团队有如此高效的筛查效率,赵趣鸣感到很自豪:"现在回想起来,当时这么拼命,什么手臂酸痛啦,眼睛累啦,都不是什么事儿!在绿春有这样的经历,对我而言就是一种前所未有的锻炼,为了那里的孩子,我们累点苦点麻烦点都是很值得的!呵呵!"

赵趣鸣所在的医疗队5月底就完成了援滇任务准备回沪,但眼看自己手头的筛查工作还没有结束,于是,他主动申请延期一个月。得到复旦儿科医院领导的首肯后,他有幸得到了第二批队员——心外科陈伟呈医生的援助!

从开始筛查的"千里走单骑",到最后一个月的"两个人一个团"的深入山区,他们一共完成了绿春5个乡镇22所学校共计21 816名学生的先心病筛查。对其中近百名比较严重的先心病孩子,沪滇两方医院进行了连线,对异常筛查结果视频进行讨论,把确实需要手术的孩子,分批带回复旦儿科医院进行手术治疗。

"延期一个月之后,我离开绿春了,许多与学校的反馈、对接,以及安排孩子来沪等工作都是陈伟呈医生一个人负责来完成的,他也是单枪匹马的,在完成医院日常工作之余来承担这一切!"赵趣鸣笑着回忆,对战友也是赞不绝口。

紧接着,他又提起了一个筛查过程发现的新问题,随之一脸沉重:"风湿性心脏病(简称风心病),以前一直被认为是'穷病',是上世纪七八十年代常见的,往往是因为链球菌感染没有得到及时治疗带来的后遗症。当今应该是极少见了。但我在这次的筛查中,居然发现有大量风心病的孩子。这让我非常吃惊。后来张国文主任也把这些孩子收入院进行进一步评估和治疗。这个新问题,让我很担忧,是否其他贫困地区也存在那么多没有被发现的风心病的问题?所以我建议,以后医院去援滇,尤其在欠发达地区,做先心筛查的同时一定要关注风心病的患病情况。这很有必要,也很有意义!"

见坐在对面的我满脸凝重地连连点头,赵趣鸣非常体贴地转了话题,他笑着讲了一个故事来宽慰我:"不过,之后来我们医院手术的绿春孩子都是非常成功的!我最记得的一个孩子,心超结果是大型室间隔缺损,听诊的话,杂音非常明显。理论上,这样的孩子在 1 岁内就应该被发现并接收手术。遗憾的是,在当地这么多年的各种体检和就医过程中,医生都没有发现孩子的心脏问题,就这么捱到了 16 岁,在筛查时候被我发现了。他之前生长发育受影响,就是比同龄孩子矮小,体力活动承受力很差,体育课很多项目没法做……好在他的家长很配合,愿意来我们医院做手术。后来手术效果非常好,现在应该快 20 岁了吧!听说现在上海打工呢。真是属于不幸中的万幸了。真是要祝福他!"

带着赵趣鸣主任的祝福,访谈后,我拨通了这个绿春孩子的电话。

这个幸运的孩子小龙(化名),是个藏族孩子,电话里,他的声音腼腆,但非常懂事有礼貌。他告诉我,今年他跟着堂姐夫一起来上海松江的一家服装厂打工,因为家里还有两个弟弟要上学,所以他高中还没有毕业就早早出来打工了。他清楚地记得自己小时候长得很矮小,一直会感觉心口疼,在学校里上体育课跑步也只能跑50米,长一点距离就不行了。初二那年,在学校里来了一个上海的医生,帮他检查心脏。然后在爸爸的陪同下,一起来上海的复旦儿科医院做手术,他当时并不害怕,因为大家都告诉他上海的医院很厉害的,一定能治好他的心脏病。手术以后,他的心口疼就没有了,体力也好多了。现在他很健康,干活没有问题。他虽然当时没有问那个检查心脏的医生姓什么,还有帮他做手术的医生叫什么,但他们全家都非常感激上海的医生,感谢复旦儿科医院。

小龙还表示,他的工作是可以请一天假,他很想有机会去复旦儿科医院看看,当面感谢帮助他的两位好医生,还有他记忆中的护士长王姐姐。

在谈及今后赴滇进行筛查工作有何建议时,赵趣鸣医生坦诚直言:"在筛查过程中就要帮对方培养出一个全面的小儿心血管专业医生,几乎是不可能的!依我在绿春工作的体会,要培养几个能独立操作心超、能做得相对准确的医生,是可以的!我在绿春县人民医院就培养了3位能独立做心脏超声的医生,他们虽然做不到一天能筛查几百个孩子,这功力是需要一段时间才能实现的,但应对平时的医疗工作是完全可以的。至于我们以后援滇搞筛查,如果要想高效地开展工作,我个人觉得,带几台心超机去做普筛,效率很高,两三天完成数千的工作量不成问题!而且,全部用心超机对那里的孩子做筛查,几乎不会有明显的先心病漏诊,同时也很有社会效应!当然,要在心超室繁忙的临床工作中再调借出那么多台便携式心超机,对科室来说确实也是个难题……"

"在绿春,你一个人几乎干了一个团队的事,所以,你的建议应该是更有建设性更有实操性的!还有,听说你新近上任心内科副主任,应该使命感更重了,对吗?"我由衷地表示祝贺,随之抛出了最后一个问题。

赵趣鸣谦逊地笑了,慢慢地、一字一句地答道:"我们复旦儿科医院作为国家儿童医学中心,所承担的职责不仅是疑难危重、罕见病的诊治与抢救,就我个人在绿春援助的体会,我们国家儿童医学中心对于我国贫困与欠发达地区的儿童健康真实情况的调查、干预,建立一些转诊体系与机制,应该做一些工作!怎么发现这些欠发达地区的儿童患病与漏诊的情况?作为一名医生,从一切为了孩子的角度出发,应该用自己的力量去帮助这部分的孩子!同时,因为我深有体会,在绿春发现了一些疾病的漏诊,所以也写了专业的文章,发表在国际顶级的心血管杂志 *Circulation* 上。真心希望能以这些真实的数据来影响或者指导我们未来的工作,为卫生政策的指导部门提供参考与建议。"

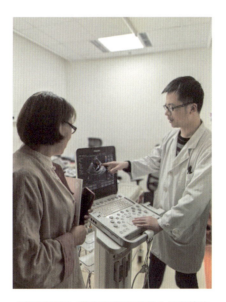

"带着问题去、带着问题回"的独立思考精神

望着眼前这位在许多人心里有着传奇色彩的年轻医者,我相信,他的建议与希冀,一定是发心良善的肺腑之言!

受访嘉宾 >> 龚晓春（笑笑）

公益在心 志愿在行

复旦大学附属儿科医院001号荣誉员工、志愿者管理委员会主任委员，笑笑志愿者团队队长。个人注册志愿服务时间超过5 000小时。荣获上海市优秀志愿者等多项荣誉。

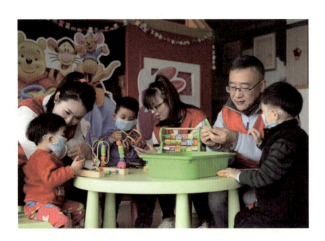

用二十年如一日的志愿精神，践行"一切为了孩子"的初心

采访手记：

2018年，为撰写慈善基金故事书《医学在左 慈善在右》时，曾采访笑笑老师。敬佩之余，让我这个在复旦儿科医院做志愿服务整整四年，却一直还没有找到组织（志愿者团队）的人，果断决定加盟他的团队——笑笑志愿者团队，成为笑笑老师的麾下一员。

笑笑老师不仅是我们志愿者团队的领头人，也是我口中一直尊称的"老大"。为他写过事迹报告，也写过主题征文，对他的敬佩，不仅在字里行间，更深扎在我的心里。

而今，再次拜访笑笑老师，与他一起回顾曾经走过的香格里拉援滇之路，一起分享曾经遇见的事、结识的人……

感慨并感恩！

用志愿精神来守护孩子笑容的人

笑笑，大名龚晓春，他不仅是一支享誉复旦儿科医院的"笑笑志愿者团队"的掌门人，更是坚持志愿服务二十年之久，从"笑笑叔叔"到"笑笑爷爷"的优秀志愿者！

笑笑志愿者团队自2005年建立雏形，从当初的三四十人，发展到了目前拥有百余名队员的优秀志愿者团队。近二十年来，团队为前来复旦儿科医院就医的孩子倾情付出，不管是团队还是个人，一路上殊荣累累，堪称复旦儿科医院院外志愿者团队中的一面旗帜。

谈及援滇志愿服务，笑笑老师像往常一样认真笑答："这都是应该做的呀！就像平常一样，医院布置志愿者的任务，我们积极地去尽力完成，让云南的小朋友跟他们的家长满意，就是我们最大的心愿！"

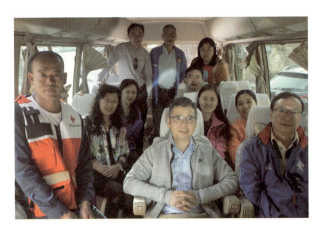
"社工+员工+志工"三工联动

2017年6月,笑笑老师受邀,跟随"爱心天使志愿团队"赴香格里拉,为筛查工作做志愿服务。据笑笑老师回忆,笑笑志愿者团队的队员施咏华当时也自告奋勇地加盟了此次志愿服务活动,她自行承担了来回的旅途费用。

两位笑笑志愿服务团队的队员同在一个小分队,他们与同队的医护人员一起奔赴香格里拉山区。所幸笑笑老师没有高原反应,所以一路上,他还承担起照顾高反严重队员的任务……所到之处,笑笑老师一边主动协助医护专家现场布置筛查工作场地,一边非常有经验地安抚孩子们,让他们顺利接受检查。

笑笑老师谈自己的劳累不多,但对医护人员的付出由衷赞赏:"医护人员就像天使,把甘露洒向这些高原上的孩子,做这样的筛查工作,就是给孩子们一个机会,能够早发现,就能早干预早治疗。所以,是造福这些孩子的!我们作为志愿者参与,是值得的,再累也是值得的!"

笑笑老师的赞叹,让我深有同感,不由忆起自己2019年5月随队赴滇的往事。作为笑笑志愿者团队队员,受复旦儿科医院社工部邀请,随队赴香格里拉做志愿服务。并有幸与骨科马瑞雪主任、眼科周晓红副主任一起作为先头部队率先两天抵达，开展筛查工作。两天后，心血管中心专家们的大部队到达……

整整七天，我作为志愿者，白天为医疗团队和孩子们做好协助与支持工作、用相机做感人瞬间纪实；夜晚临睡前撰写当日"志愿者手记"，用第三只眼记录天使之爱、记录高原孩子的淳朴与感恩！

5月18日（援滇第一天）　23:45

曾N次参加上海对口云南的援医助学活动，但，定点服务于山区孩子，还是第一次，以志愿者的身份全程参与，更是一个新尝试！

由上海市志愿服务公益基金会与复旦大学附属儿科医院发起的援滇医疗筛查行动今日下午正式拉开序幕。

下午3:15，先锋队8人由虹桥机场启程，赴昆明转机至香格里拉。

先锋队由2名医师、4名医务社工、2名志愿者组成。领队傅丽丽是复旦儿科医院社工部主任，在社工领域被誉为"爱心天使""拼命

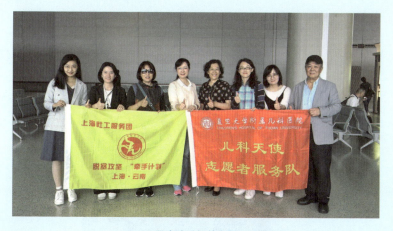

医疗队登机前合影

三娘"。她是这次援医行动的具体牵头人、落实者。

中午,早早驱车前往机场,原准备顺路捎上傅丽丽主任一起同行。不料,电话那头传来她气喘吁吁的回答:"我们已经在机场,正在办理慈善物资和便携式医疗设备的托运呢!"

抵达香格里拉已是深夜,3 300米的海拔高度加上远途奔波,让人顿觉胸闷、气短,头顶隐隐发涨,挥之不去。

今夜不敢洗漱造次,惟愿安然入睡……

5月19日（援滇第二天） 23:00

一早,先锋队在当地红会老师的陪同下,驱车前往迪庆藏族自治州儿童福利院。

全院有46名3岁到24岁的孩子,大多是单孤、双孤、事实无人抚养,或者极度贫困家庭的孩子……心头发紧地听完福利院胡院长的介绍,一阵阵怜悯之情涌上心头。一时忘了胸闷与脑袋发涨。

孩子们的活动室临时变身两位医生的检查室。骨科马瑞雪医生与眼科周晓红医生各据一隅,医务社工、志愿者与福利院老师们帮助医生们布置场地。不一会儿,孩子们按年龄一组组鱼贯而入。

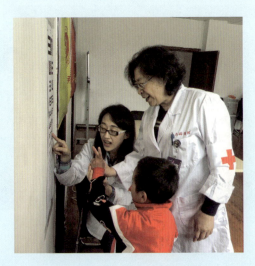

合作无间的医生"马奶奶"与"周姐姐"

羞怯、紧张、好奇……各式的表情写在每一张极富高原特色的黝黑小脸上,看得让人怜惜、疼爱。但,很好奇地发现,只要有福利院的老师走近、对话,这个孩子马上就会露出一口小白牙,一脸灿然地笑。

尽管奶奶般慈爱的马医生与美丽可亲的周医生在给每个孩子检查时,都会极尽耐心、温柔亲和,但还是难以消除个别孩子一时的紧张与不知所措。这时,4位医务社工的职业内涵得以完美凸显:倾心攀谈、鼓励拥抱、游戏互动……

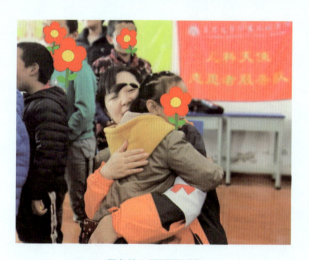

医务社工"丽丽阿姨"

孩子们慢慢开始放松了,灵动、温暖的气氛一点点弥漫,羞涩的笑意、得体的应答、主动的询求,高原藏族孩子的朴实、爽朗、大方、懂礼节,不时会冲击我、感染我,心头热热的。

从未做过视力表检查的孩子,显然不太懂如何回应周医生手里小棍指向的字符,医务社工慧慧见状,满脸笑意地站在每个接受检查的孩子身后,俯身贴在孩子的耳边,轻轻指导……

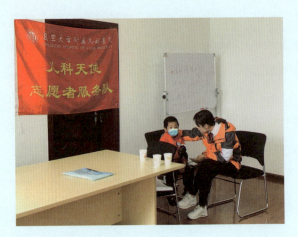

医务社工"慧慧姐姐"

大孩子过关了,但懵懂的三岁孩子怎么办？医务社工大米灵机一动,把视力表上的四个字符分别写在A4纸上,耐心地讲解给等待检查的孩子听……

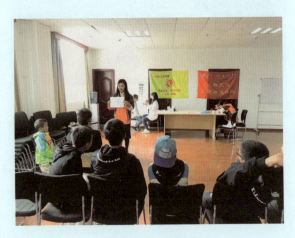

医务社工"大米博士"

当一个牙牙学语不久的宝宝,跟随周医生的小棍,正确认出所有字符时,自己开心得双手直挥,医务社工简简一把抱起他,给他贴上喜欢的动物小贴纸,贴得他咯咯大笑。

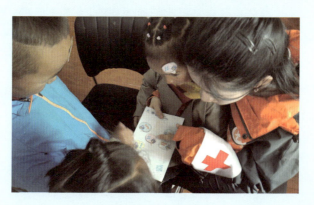

医务社工"简姐姐"

出自多年的职业习惯,我找到一直在现场忙碌拍摄的藏族小伙子访谈。没想到,这个眉目清秀、一脸自信笑意的大男孩竟也是个在福利院长大的孤儿。

就读于云南文化艺术职业学院的扎史,今年大三,正在这所福利院实习。为了不耽搁他的拍摄工作,我只提了两个问题。扎史不假思索,坦然地回答我:"我们在福利院长大的孩子,可能失去了一个妈妈,但我们会有许多的妈妈,因为福利院的老师们都是我们的妈妈,我们同时还会有许多的兄弟姐妹,这是一般的孩子体会不到的幸福。对了,去年我们福利院有个大哥结婚了,有50多个兄弟赶来祝福,老院长就是主婚人……很开心啊!我个人感觉,社会上不需要给福利院的孩子太多的关心与帮助,太多了不好。一个孩子只有自己学会经历苦难,才会很快长大。自己摔倒自己爬起来,就会学会不依赖别人,学会自己帮自己。大人给孩子最好的帮助,是指明一个方向,而不是在具体的路上一直搀着他的手,一直给他帮助。"

5月20日(援滇第三天) 22:30

昨夜,高反明显,一整夜多梦、失眠。晨起头晕、胸闷加重。行走路上,很有点英雄气短的意思。

先锋队按计划前往香格里拉妇幼保健院,为孩子开展眼科、骨科疾病门诊检查。我第一次见到了去年赴复旦儿科医院接受慈善手术的3个孩子,今天他们来接受复查。

上个月,因撰写"光明之路"专项慈善基金故事,采访了复旦儿科医院眼科的杨晨皓主任,听说在去年5月的援滇眼科筛查中,发现3名斜视儿童。9月,3个孩子在基金会的帮助下来上海,在复旦儿科医院接受了矫正手术,由杨主任亲自主刀。

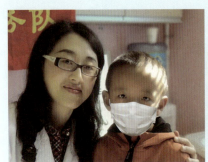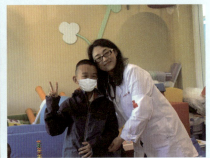

重见光明,迎来新生

今天,3个孩子的复查结果令人满意,周晓红医生欣慰之余,抱着年龄最小的家俊一起合影。只有7岁的小家俊很羞怯,但他的理想很宏大,他把"科学家"三个稚嫩的大字写在一张A3纸上,很主动地让我拍照。"我长大想当交通警察,因为我现在视力很好,汽车再远,我也看得清!""我喜欢唱歌,一定要当歌星!"浩阳小朋友与小姑娘川香都只有8岁,但都非常懂事、开朗,特别招人爱。妈妈们介绍说,手术后,孩子对自己的外貌改变非常满意,还因为见识了大上海,因此比以前自信多了,个人理想也变得跟以前完全不一样了。曾经的小病友,今天相聚,显得格外兴奋。孩子们殷勤地与我交谈,大方地配合我的摄影摄像。问他们,想不想见到杨医生,孩子们一下子瞪大眼睛、用力点头。

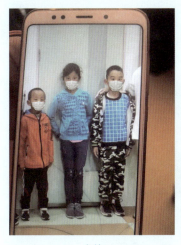
术前
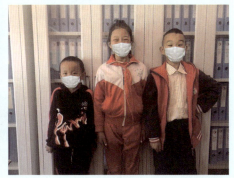
术后

用手机视频通话远在上海的杨主任，无应答。见我有点失望，懂事的小浩阳小声安慰我："杨医生肯定是在手术。"

没过五分钟，杨主任回电了。望着视频里戴着手术口罩、帽子的他，我一阵惊喜，拍着小浩阳的小脑袋，"宝贝，你的想象力太正确！"

排排坐在椅子上，3个小朋友一人一句地问候远在千里之外的大恩人："我们很想您呀杨叔叔！""您什么时候可以来我们这里玩玩呀？""我也要开始每天跑步，长大像您一样去跑马拉松。""等杨叔叔来香格里拉，我唱藏歌给您听"……

孩子们的甜言蜜语太密集，一旁的我几乎没听到杨医生插上什么话。围在四周的父母们七嘴八舌想教孩子讲几句感恩的话，可惜孩子们一见到杨医生，就惊喜地忘却一切，自有一套的聊天语系。哈哈！

目睹此情此景，不由想起上月采访时一位患儿妈妈说的一句话："上海医生不仅治好了孩子的眼睛，也治好了孩子的心病。不但给了他自信，也给了我们全家希望！"

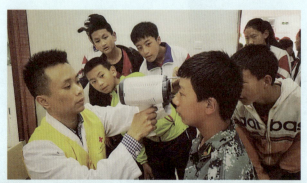

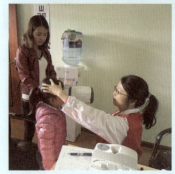
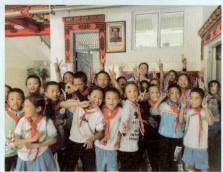

复旦儿科医院眼科团队

5月22日（援滇第五天） 22:40

昨夜，大部队抵达香格里拉。全队18人。2位上海志愿服务基金会老师，12位复旦儿科医院医护人员，4位媒体记者（解放日报、黄浦有线电视）。

今晨，全队分A、B、C、D四组深入维西县大山深处的三镇7乡，计划对塔城、维登、康普、白济汛等7个乡的6270名0～7岁的孩子进行先心病筛查，以及眼科、骨科疾病检查。

我全程跟A组。A组有2名心外医师、1名心超医师，1名医务社工、1名护士、1名志愿者、1名媒体记者，以及1名陪同的当地红十字会老师。

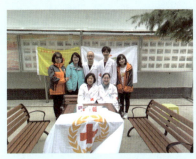
A组合影

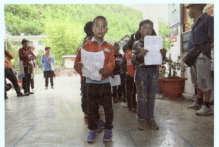
等候筛查的孩子们

昨、今两天，A组奔赴距香格里拉市区200多公里的维西县，对塔城、攀天阁、白济汛等三乡的4 078名孩子进行先心病筛查，发现65名孩子需要重点讨论介入。

盘山山路，不是公路。近4个小时的盘曲、崎岖，面包车上下颠簸、左右蛇行，坐在面包车车尾的二位男同胞——谈医生、林医生在半途休息时，有点不好意思地向当地红会老师提出：司机师傅可不可以在转弯处开得慢一些，胃里翻江倒海快要吐了。

坐在前排的我，全程不敢看窗外，尽管有多年的旅行经历。全程，女同胞们自觉地绑紧安全带，互递晕车贴、话梅、口香糖，几乎不敢多喝水，免得会从胃里晃荡出来……

两天的学生筛查，都临时安排在学校的某一间教室里，十分听话的山区孩子排着队，有序而入。听诊完，每个孩子会得到一份基金会赠送的学习用品。听诊有问题的孩子则会被安排到另一间教室里接受心超检查。

也许听闻上海的医生要来，原本不在计划安排内的临近学校也会"趁机"安排学生赶来，领队老师央求说："请上海专家给我们学校孩子也行个方便好好检查一下吧！拜托了！孩子们能有这个机会，我们老师也就安心了！"

3位医生不约而同地答应了！尽管倍感压力。

任务加重、时间局促,负责听诊的谈医生、张医生果断放弃"坐诊",采取"弯腰听诊",因为这样,效率几乎可以增加50%。

站在孩子的队列前,弯腰、低头、屏气听诊……医生维持这个动作,要一连坚持听诊一队近十个孩子,才允许自己直直腰、歇口气。

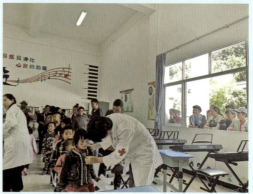

"弯腰听诊"的谈医生

一队孩子检查结束,我看见谈医生扶着桌子走到椅子边坐下,大喘气不说话。不一会,另一队孩子鱼贯进门,他立马站起身来……

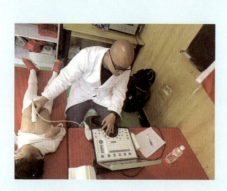

全神贯注的林医生

当我的镜头对准一旁的张医生,她刚检查好几个孩子,正慢慢直起腰……镜头里,她的嘴唇微微发紫,虽然维西县的海拔只有2300米。

在另一间教室,心超林医生目不转睛地盯着眼前的屏幕。大半天过去了,他桌上的那瓶矿泉水,一直没开封……

3位医生"独辟蹊径"、自加压力的高效工作,医务社工慧慧极富经验的沟通安排,加之全组人员默契配合,不但让A组圆满完成既定任务以及临时增添的任务,还伸出友谊之手,帮助 B 组(临时有添加任务)完成了一所幼儿园 120 多名孩子的筛查工作。

今日下午,全组返回香格里拉,依旧是山路崎岖,司机师傅依旧与车载藏乐一同高歌前行,海拔在慢慢升高,车行颠簸,但车内无人言语。

这两天一直喊耳朵疼的听诊医生们耳朵好点了吗?转头想问问,发现大家全已进入梦乡……

一个累坏了的模式!

5月24日(援滇第七天)　23:00

4 天的筛查、1 天的休整,此次援滇筛查工作圆满结束。

今上午,全队赴香格里拉市政府,参加工作总结会。

原以为,有州、市、县各级政府领导莅临、有此项援滇行动参与各方参加的总结会,会是一个很官方、很严肃、很正式的会议,没想到这预想被一段四年援滇工作纪实短片、被 63 岁的马医生二度赴迪庆高原义诊的真情实感、被一位患儿母亲的答谢词所生生击破。

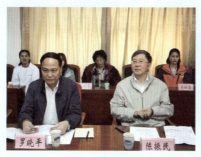
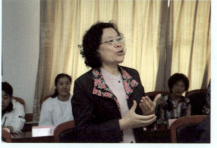

2019 年迪庆州先心病筛查特别行动工作总结会

全场被 5 分钟的纪实短片所震撼,被马医生的无私情怀所感动,继而又被年轻母亲的几度哽咽所感染……

几次抹泪不能自已。当在场的摄影摄像一拥而上、纷纷将镜头对准这位几度哽咽的母亲时，我只能选择放弃拍摄。

会议结束，我请孩子的主刀谈医生与抱着孩子的母亲一起合影。镜头里，欣慰的笑意灿灿烂烂写在三个人的脸上，尽管年轻的母亲刚刚哭红了眼……

这样的画面好温暖，更励志！

滇有需，沪有应。我想，不止我，更多的人见此画面，都会乐于加盟这样的应答！

从2016年至2024年，援滇筛查工作进行了整整九年，每年都会有一批甚至两三批需要手术治疗的先心孩子、眼疾和骨科疾患的孩子来复旦儿科医院接受慈善手术。据统计有17批次。其中13批孩子与家属的接送机任务，都是由笑笑志愿者团队负责完成的。

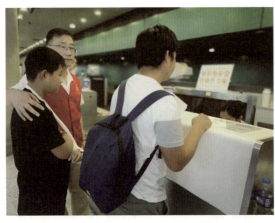 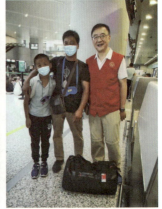

志愿者接送机

云南孩子与家属抵达医院后，志愿者们会继续负责他们的陪伴工作：帮助办理入院手续、安顿入住病房、帮助购买生活用品、手术前后的心理安抚、与孩子玩游戏讲故事……

能有机会承担这样的志愿服务任务，在笑笑老师看来是一种荣幸："那是因为2009年复旦儿科医院收治了40名江西来的先心病孩子手术时，我们参与了全程陪伴，结果是，孩子们与家属非常满意，也得到了医院医护人员的点赞。所以，云南孩子来医院手术的全程陪伴任务，也当仁不让地让我们团队来承担了！"

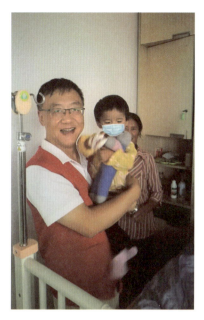

术中陪伴

连续九年。13批次的接送机与陪伴任务，每次都是笑笑老师在团队微信群里发出招募令，立马就会有队员报名参加的。参加服务的队员一般在10名之内，分别为来心血管中心、骨科、眼科进行手术治疗的云南孩子与家属提供志愿服务。每天，只要医生查房结束，志愿者们就会进入病房、陪伴孩子、帮助家长办理各种事宜、安抚术前术后的孩子、安慰焦虑的家长，等等，直到孩子出院踏上回家的航班……

谈起这九年来队员们对这些云南孩子的关爱与无私奉献，身先士卒的笑笑老师坦言："大家踊跃报名，就说明孩子有需求，我们就要上！尤其是这些云南贫困地区的孩子，来到大上海，人生地不熟的，他们更需要我们的帮助。本来志愿者的初心就是要帮助那些需要帮助的人！"

紧接着，笑笑老师讲了一个"志愿反哺"的故事：在接待云南孩子的志愿者队伍里，有一个名叫旺堆的大学生志愿者，他原本就是一位来自云南的被资助的孩子。2017年，在香格里拉红会的牵头下，旺堆是笑笑志愿者团队助学的11位贫困高三学生之一。非常有缘的是，11位学生当年高考后,只有旺堆考到了上海的大学。开学仅一个月,懂事又感恩的他就加盟了笑笑志愿者团队。每个周末,旺堆一天去做家教贴补自己的生活费用,一天去复旦儿科医院做志愿服务。在为来沪手术治疗的云南孩子服务中,旺堆起到了其他志愿者无法替代的作用。那些云南孩子的家长们对旺堆的出现表现出十分的惊喜!旺堆的故事、旺堆的乡音,让孩子与家长心里极为安慰、极为踏实。旺堆对这些少数民族家庭的生活习惯与民俗文化了如指掌,他给予大家的帮助与协调更是安抚到了每个人的心灵!旺堆热情的志愿付出,也激励了家长之间的互助互帮精神……

旺堆的反哺故事,也让我不由忆起年前致电骨科马瑞雪教授亲自手术的云南孩子小雪。明年即将高考的小雪在电话里非常认真地告诉我:"自己以前一直很想当老师,但进了高中以后,就一心想当医生了,特别希望当一个像马奶奶、宋君医生一样的儿科医生,去帮助需要帮助的小孩子……"

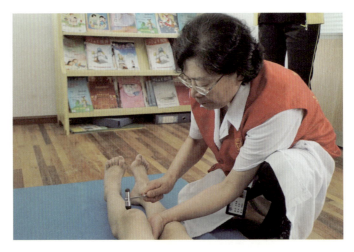

马瑞雪为患儿细心检查

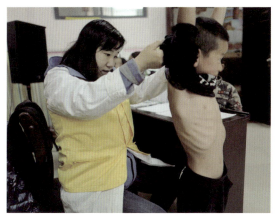 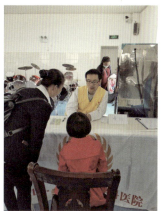

复旦儿科医院骨科团队

正如陈振民老师的"金句":"我们的志愿服务给予孩子们的不仅是医疗的援助、物质的援助,更有精神的导引,甚至还有就业的指导、人生的启迪。这些都是充满大爱的志愿精神引领下无法用物质衡量的生命馈赠!宝贵且真诚!"

至今,笑笑老师的手机里还保存着不少那些年来手术治疗的云南孩子家长的微信。有一年,杨晨皓主任要回访一位手术治疗的云南孩子,但一时找不到孩子家长的联系方式,笑笑老师主动提供了线索,然后联系孩子家长告知情况,让杨主任的回访得以圆满完成。有些先心病的孩子手术后回家,在定期的体检中遇到疑惑,就会联系笑笑老师,拜托他去咨询专家。笑笑老师总是热情帮忙,及时联系专家,予以答复,让家长放心满意!

赠人玫瑰手留余香。笑笑老师非常感动地提及 2017 年去香格里拉时遇到的一个孩子:那是前一年第一批来手术的傈僳族小朋友,他那天正好来做回访,遇到笑笑爷爷非常开心,一定要请笑笑爷爷去他家里做客、吃顿饭……孩子与家长的热情与感恩给了笑笑老师极大的鼓励,让笑笑老师至今难忘!

高原孩子的淳朴，几乎会给每位志愿者留下深刻的印象，就像我记忆中的三位完成眼科手术的小朋友在视频里问候远方的"杨叔叔"一样，那兴奋的表情与争先恐后的表达，也是让我至今难忘的！每每回忆，都会让我不由地想起杨主任曾对我讲过的话：斜视的孩子，常常因为眼睛外观与其他孩子不一样而遭遇同学们甚至是同学家长的歧视与嘲笑，这些孩子的内心是非常自卑与胆怯的……

亲眼目睹这些云南孩子的今与昔，总让我心里升腾一种由衷的欣慰：为了这些孩子的笑容，我们再累都是值得的！

我想，这肯定也是笑笑老师坚持了二十年志愿服务的初心与动力吧！

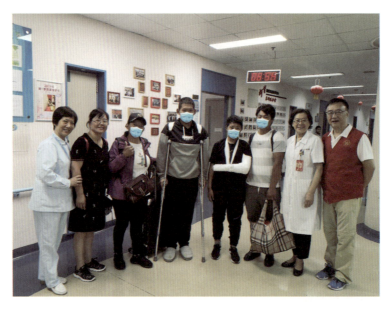

助人亦是自助

最后，在谈及对于未来云南之行的建议时，笑笑老师还是言简意赅一句话："有机会的话，希望多多邀请一些我们的志愿者一起参与云南筛查服务,哪怕我们的费用自理也行啊!"

看着笑笑老师的笑脸,听着笑笑老师诚恳的建议,我的脑海再次浮现陈振民老师说过的"金句":"我们开展这个云南项目,真的是延续了上海世博会'城市让生活更美好'的效应,体现了大上海与上海人的温暖!我们由衷感恩那些孩子们,不但给了我们志愿服务的机会,更促使我们个人道德的自我完善。"

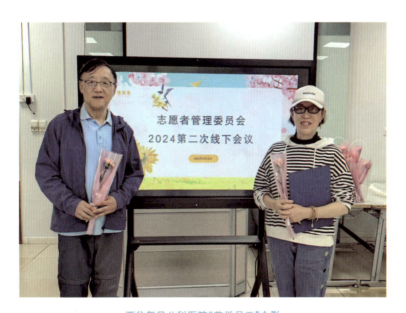

两位复旦儿科医院"荣誉员工"合影

第六章

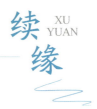
续缘
XU YUAN

公益在心　志愿在行

受访嘉宾 » 李倩

复旦大学附属儿科医院党委书记。复旦大学校外合作处原处长。

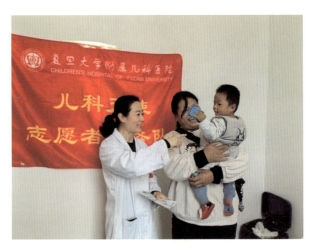

每个孩子都拥有健康的权力和希望，
为他们做得再多也不算多

采访手记：

第一次面对面李倩书记，是在去年 11 月 21 日，复旦儿科医院心血管中心为来自云南大关县 11 名接受先心病慈善手术的孩子举行的出院欢送会上。目睹李倩书记全程参加了这场温暖而感人的活动，结束前，她还和一众爱心人士一起，为孩子们一一送上学习用品与玩具……

在她送别各方爱心人士的间隙，有朋友将擦身而过的我介绍给她认识。匆匆寒暄，见她正忙，便转身离开。没想到她叫住我："严老师，我们加个微信吧！"

我一愣，很有点意外——我只是复旦儿科医院一个普普通通的志愿者呀！

第二次面对面李倩书记，是在云南高原上采访她。她的通透、真诚与睿智，不仅让这次正式采访变成了坦诚的聊天，更让我对复旦儿科医院援滇的这次续缘，有了一个更高维度的认知与期待！

运筹帷幄 实干加巧干的人

在李倩书记率队去云南永平开展先心病筛查期间去做她的访谈，这个要求是我提出来的。因为，永平是她在复旦大学任职时扶贫攻坚"战斗"过的地方，也是复旦儿科医院在云南继续开展先心病筛查开辟的"新疆土"，这种继往开来，又入景入情的"续缘"……相信访谈的话题应该很有意味、更为切肤。

四年前，曾看过一部复旦大学拍摄的纪录短片《在希望的田野上》，短片记录了复旦大学响应国家号召定点帮扶云南永平脱贫摘帽的七年艰辛岁月。看到那座边陲山区小城而今在教育、医疗、经济产业、路政建设的焕然一新,那种今昔对比,我至今记忆犹新!

在采访李倩书记之前,我特地翻出这部短片再次细细品味,意外发现在片尾细细小小的一长串摄制人员名单里,李倩书记居然是"制片人"……于是,访谈伊始,我就把这个发现抛给了她。

"是吗,我还是制片人啊!那个片子是全国结束攻坚战以后拍的,我也很喜欢。学校对外合作处的一项重要任务就是对口帮扶工作,永平扶贫攻坚的七年,我非常荣幸地投入了后三年的攻坚阶段,复旦大团队作战,是有任务有压力的,我们可是立了'军令状'的!属于有条件要上,没有条件创造条件也必须要上。"

用了整整七年时间,复旦大学在文化、教育、医疗、经济产业领域多维度援助永平,永平在各界支持下成功实现整体"脱贫摘帽"。

站在时间的长轴反观,七年扶贫攻坚的最初两年是最艰苦的,因为观念的改变最难。而最后三年的上台阶,要实现整体达标,也是要打硬仗的!就像孩子要考个 60 分有难度,等冲上及格线,保持在七八十分,已是相当不容易,若再让他冲刺 90 分,那之后的每一分,都需要花上成倍的努力才行……

"复旦真心真情投入,是举全校之力来完成这项国家任务。帮扶永平,我们有校企合作、有教育智力支持、有整合复旦附属医院来开展的医疗帮扶,还有对永平干部的培养,还把复旦的学校二级管理模式与经验也延伸到永平,并下沉到各乡镇……这些都是链接复旦本身的院系力量,甚至社会各界的'复旦之友',才一步一步慢慢实现!大家目标一致,只要想做,办法总比困难多嘛……"李倩书记的回忆如数家珍。笑谈间,很快消除了我之前的些许拘谨,让我们之间的一问一答进入近乎聊天的佳境。

2023年4月,李倩书记转岗复旦儿科医院就任党委书记。"其实,当初复旦在对口支援扶贫工作中,医疗诉求一直是最大的点,因为医疗是民生工程,校县合作扶贫会重点投入,政府也愿意投入。所以,当我来复旦儿科医院,了解到复旦儿科医院在云南开展的筛查援助工作后,我非常钦佩。"听到李倩书记快人快语讲到"钦佩"二字,我是深信不疑的。

尽管我含笑点头,李倩书记还是笑意盈盈地展开了她的评价依据:"复旦儿科医院现在做的是,哪里有孩子需求,就到哪里去!而且做的是全流程项目,筛查加治疗,还包括治疗后续管理。能连续九年这样做,源于医院的公益基础非常丰厚,慈善资源也是很丰沛的。最重要一点是,我们医护真的是用心在做!在政府和媒体的支持下,我们甚至把云南来手术孩子的接送机、出入院欢迎会、欢送会也做到家了,这是一家医院想着政府要做的事,真的是很了不起!"

正是怀揣着这样的"钦佩"之情,初来复旦儿科医院的李倩书记每逢医院有公益慈善活动,只要社工部有邀请,她一定会全程出席活动。"对我而言,原来在学校,主要工作是响应上级号召,链接资源,发动与组织各种公益援助活动,现在到了复旦儿科医院,更具体了,就是要汇集各种社会资源,实现'一切为了孩子'的目标。所以,我必须重视每一位来帮助我们医院的热心人。他们无私地把手里的资源给到医院、给到医院里需要帮助的孩子,所以对他们每一位,我都要表示感谢。"李倩书记的这一番心语,让我不由想起我第一次见她,她主动喊住我,要加我微信的那个场景。心头一暖,脑海里跳出我特别喜欢的一句名人名言:"要用母亲的心去爱别人的孩子!"

紧接着,李倩书记讲了一个"小插曲"给我听。

有一次，她应邀去参加医院的病友俱乐部活动，事先得知需要她致辞。"一场简朴欢乐的公益活动，应该把有限的时间留给孩子和家长才更好，孩子家长需要专家的现场指导，小朋友需要实地接受一些免费检查，这样，我们活动的含金量可以更高些，家长也会更满意，我们院领导全程参与就代表了医院对这个活动的最大重视与支持！所以我们致辞简单一点。留下更多的时间让孩子得益、让家长满意，这也是我们医院上上下下的最大心愿。"

简单的故事，实诚的态度，让这个小小的插曲有了一种朴实无华的暖意。我再次读懂了她……

当我问及，这次来永平应该是您的提议吧？

李倩书记笑了："团结、服务、牺牲的复旦精神，与复旦儿科医院的院训，还有上医的校训，在精神内涵上是一致的。所以，大家在完成国家层面交付的帮扶理念上步调一致。这点我很开心，这对于我目前的站位和工作而言，就是一种精神层面上的助力！复旦用了七年帮助永平脱贫摘帽，之后也有'脱贫不脱手'的工作要求。所以，了解到复旦儿科医院还没有来永平开展过先心病筛查，那就必须要补上这个缺，为永平的发展蓝图拼上一块我们复旦儿科医院的小拼板。更何况，我们医院在2022年，在永平已建立了'陈翠贞儿童健康发展中心'，在永平人民医院早就设立了专家工作室！这是一种助力，更是一种召唤吧！我们今后在永平，依旧要坚持之前'全流程帮扶'，就是筛查加治疗，再加后续管理，按照标准化流程，要继续做下去！复旦儿科医院小分队，继续拾遗补缺，开展高原山区孩子们的先心病筛查，持续努力！"

李倩书记借助复旦大学社会资源，牵手的第一支善缘便是"陈灏珠院士医学发展专项基金"。特别荣幸的是，该基金主任陈芸女士，也是陈灏珠院士的女儿，这次也一同来到永平，与复旦儿科医院携手落实"脱贫不脱手"的公益合作项目。

陈灏珠院士医学发展专项基金由陈灏珠院士及其家人于2007年在上海复旦大学教育发展基金会捐资设立。基金以支持培养优秀医学人才、持续开展精准医疗扶贫、构建医学人文教育和推广医学科普为特色，坚持服务国家人才培养与医学扶贫事业。该基金也是设立在复旦大学教育发展基金会下的第一支专项基金。

2016年，在陈灏珠院士的大力推动下，基金积极服务国家精准帮扶战略，加盟复旦大学援滇项目，第一站便是跟随复旦大学原副校长张志勇教授踏上援建永平的公益之路，同时也成为复旦定点扶持永平的项目之一。基金连续五年举办"沪滇心血管内科新进展培训班"及"沪滇心血管介入诊疗规范化带教进修班"，为云南省培训了近250位基层心内科医生及22组手术团队，带动多所基层医院的心导管技术从无到有，拯救了大量急性心肌梗死患者的生命。2021年起，基金还与复旦儿科医院共同启动了"沪

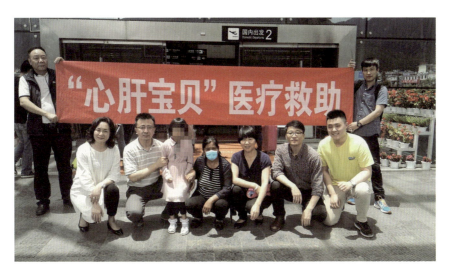

多方爱心接力，患儿抵沪治疗

滇儿科培训班",至今也已举办了3届,通过线上、线下相结合的模式培训了300余位云南儿科医生。

2017年,在复旦大学附属中山医院陈灏珠院士、樊嘉院士及葛均波院士的倡议下,基金发起了"心肝宝贝"医疗公益救助项目,为家庭经济困难的患者提供医疗救助,其中90%的受益患者来自云南地区。云南永平县的6岁先心病患儿杨康琳丹和48岁肝病患者王明学是首批救助对象。沪滇医院的合作还带来了医疗资源的共享,项目通过远程指导、手术带教和现场交流等形式,帮助云南医疗团队持续提升疾病综合救治能力。

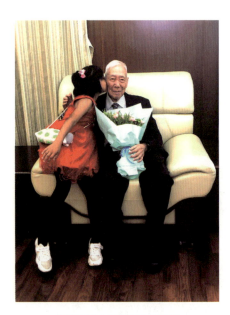

陈灏珠院士与杨康琳丹合影

在永平县人民医院的专家介绍墙前,陈芸主任自豪地告诉我:"我们还帮助医院培养了一支心脏介入手术团队,有医生、护士与技师!你看,这位田大全主任,他当时参加培训时还是一名小医生,现在已经担任心内科大主任了!我真的很自豪,我们基金正慢慢实践着我爸爸常说的一句话——授人以鱼不如授人以渔!"

这次来永平,陈芸主任还非常开心地见到了"心肝宝贝"在永平救助的第一例患儿杨康琳丹,十三岁的她,如今已是一个健健康康的中学生了!

"从2016年至今的九年时间里,基金在上海许多医院专家的支持下,把援滇工作做成了一个系统工程,现在,我们有幸与复旦儿科医院联手,共同发起'心肝宝贝——童心守护'项目,又是在永平!我特别相信这一定是我们这个复旦下属的专项基金所应该承担的又一使命。太感恩了!"陈芸主任挽着李倩书记,笑盈盈地表达心声。

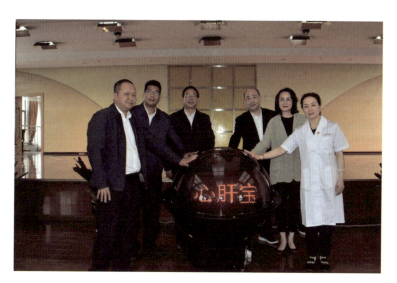

"心肝宝贝-童心守护"项目启动仪式

赴永平的第二天,"复旦大学附属儿科医院、陈灏珠院士医学发展专项基金'心肝宝贝——童心守护'项目启动仪式"在永平县人民医院大礼堂里顺利举行。永平县委书记、县长等均到场致谢这份"一切为了孩子"的善心善举!

在友好会谈中,面对有过多次合作的县领导、医院领导,李倩书记由衷表示,自己这次是以一个新的身份来到永平,但初心不变!今后会借助复旦系统的力量,与大家合作继续支持永平的发展。她相信复旦儿科医院作为国家儿童医学中心,在自身实力上与复旦大学交付的任务上,一定会做得更好,造福永平乃至云南的孩子们!

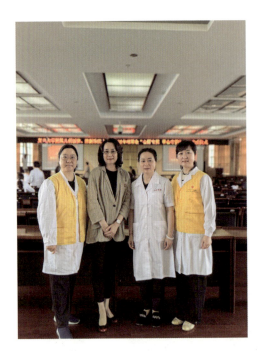

从心出发,让爱接力

李倩书记除了致谢当地领导们的支持、致谢"陈灏珠院士医学发展专项基金"的通力合作,还特别感谢了这次随队做筛查的心血管中心的三位医生。她不但逐一点名赞扬他们的敬业与不辞辛劳,还特别提到:复旦儿科医院有一批热心帮扶患儿的医务社工、有一批无私提供公益支持的专项基金,更有齐心聚力、有志愿精神的医护人员,他们除了做好医院日常的诊疗工作,还积极参与国家乡村振兴战略下的儿童救助工作。这些都体现了国家儿童医学中心的高站位与社会担当!这次再次来到永平,就是希望永平县人民医院的成长与发展会越来越好!

在大家前往医院大门口合影留念的间隙,一句话随风刮进我的耳朵:"李书记,我们能继续携手,大家都更有干劲。"

循声望去,一位当地的县领导正与李倩书记在交谈……

回沪前,在前往大理机场的路上,我提及会谈时县人民医院李院长对复旦儿科医院提出的三个需求,请教李倩书记:"会上您非常爽快,也非常中肯地做了应允,表示会和院领导班子商榷一下如何具体落实。您个人目前对这三个需求有什么样的考量?"

"这次我们来永平,很开心地看到人民医院的儿内科大楼正在建造中,这说明他们已经关注到了儿科的发展,所以,肯定会有需要我们支持的想法。李院长提的第一个需求是希望要加强远程会诊。我们会推进会

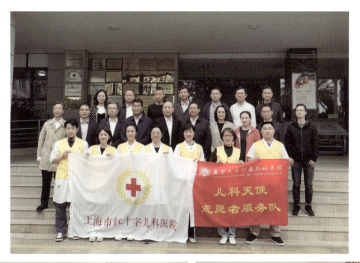
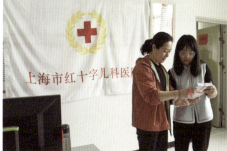
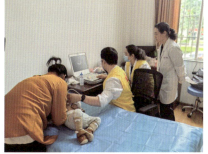
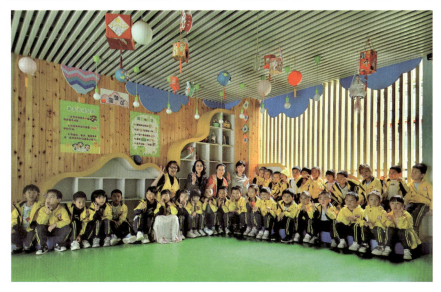

云南永平筛查现场

诊平台的运行和开放,帮助解决一些疑难重症孩子的救治,这里面的机制问题,我们回去再好好捋一捋。第二个需求是希望我们在那里建立一个新生儿科专家工作站。回去之后,我们也会研究专家资源的对接,帮助他们提升新生儿规范救治能力。根据复旦附属医院在永平建立专家工作站的要求,不仅要每年来永平坐诊,还有帮助人才培养、有带教任务,接收当地的医生来培训,更要有疑难杂症在线上或线下的会诊……要求很多,但我相信我们的新生儿科专家是能够做到的!不过,我也有一个想法,或者叫希望,就是希望医院专家工作室的帮扶能够一举多得,既要帮助到县人民医院,也能辐射到当地的妇幼保健院或其他有需求的地方,这样的作用与意义会更广泛,也能惠及更多的孩子!所以,我们希望当地能整合一下专家工作室的作用范围与服务面。第三个需求是希望帮助人才培养。记得人民医院之前有三位医生来我们医院进修过,后续我们想办法再开通一些渠道,让当地再派些其他学科的医生来进修。两条腿走路,一个是我们的专家沉下去指导,一个是他们送基层的医生来进修。除了解决这三个需求,我们还可以联手复旦大学基础教育版块,来永平开展儿童健康教育、儿童意外伤害预防、儿童医疗辅导等一些项目……"

车辆在飞驰,离永平越来越远,但关于永平的话题,却越聊越嗨。"这里有我们复旦大学的两位援滇干部,一位是副县长,一位是驻村第一书记,他们都是年富力强的干部;还有复旦妇产科医院,他们有长期援滇的医护人员驻扎在这里,现在,复旦儿科医院来了,相信我们在各方力量的支持下,会对全县进行更大范围的儿童先心病筛查,对医院儿科医疗建设的需求也会全力支持,包括对未来的儿内科大楼的设置与诊疗流程、规范化建设,都会参与帮扶。一切工作会尽力做得比之前更全面、有提升……"李倩书记盘点着复旦在永平植入的种种善根善缘,让人感觉复旦儿科医院仿佛是被一种缘分所牵引,在众多的助推力下,肩负使命般,一步步走进永平。

车窗外,远山一点点在消逝,城市的模样慢慢入画,大理快到了。

这条路上,正是因为有许许多多复旦天使这样地来回奔赴,永平,一个藏在深山里的边陲小城才会如此幸运地脱贫、致富,慢慢地跟上了我们伟大祖国日新月异的发展步伐……

后记

无论有多远，一个都不能少

写这篇文字时我正在西畴返沪的航班上，这次带领的义诊团队是历年来云南筛查项目报名科室最多的一次，也是单日筛查量最高的一次。能如此高效完成工作，源于我们多年来积累的援滇经验，源于院领导的大力支持、医务社工得力的前期评估与对接、医护人员的无私奉献，源于当地援滇干部的协调落实、基金会的资金保障、爱心个人与企业的无偿捐赠、志愿者的温暖陪伴……源于，大家都有一颗"一切为了孩子"的质朴初心！

之所以想把这些年的历程写下来，一是希望借此总结经验和不足，让项目可持续发展，二是想借此书感谢每一位为之付出的专家与朋友们。首先要感谢贾兵主任，若没有他的全力以赴和仁心仁术也没有几百个孩子的新生，他生命的最后一周还在澜沧县人民医院指导筛查工作……虽然他已离世，但是他的无私大爱和奉献精神将永远激励我们。其次要感谢贾主任的太太雨兰老师，她延续了贾主任的大爱，携手家人、朋友在上海市慈善基金会下成立的"童心援"专项基金，继续将爱的足迹遍布到孩子们最需要的地方。同时要感谢医院领导的鼎力支持，为我们顺利完成筛查任务链接各方资源、提供全面指导。要感谢所有参与筛查工作的医护人员，九年来我们的足迹几乎走遍了大半个云南，哪怕凌晨4点就要出发、哪怕检查设备沉重只能随身携带、哪怕听诊器把耳道磨的红肿、哪怕坐在小板凳上腰酸背痛、哪怕遇到家长们晚上临时送来病例资料需要即时会诊、哪怕因为高反需要靠吸氧继续工作……十几小时的路程、九曲十八弯的盘山路阻挡不了医者使命，也阻挡不了为孩子们守护健康的爱心和初心。还要感谢院内外志愿者，无论是协助赴滇筛查，还是陪伴孩子手术，"红马甲"让病房变得更加温暖。重点要感谢上海市志愿服务公益基金会，若没有基金会老师们的初心与和全面投入就也没有后续的高效合作。同时感谢帮助基金会积极筹措资金、链接资源的上海交通广播《1057大家帮》栏目、基金会下属兰专项基金、上海华皓会计师事务所、东方航空、春秋航空等爱心合作伙伴，他们的无私奉献保障了筛查工作的顺利进行。感谢为患儿来沪手术提供医疗救助的上海市慈善基金会、爱佑慈善基金会、上海如新公益基金会、上海市佑心慈善基金会、上海市儿童基金会等基金会及众多捐赠个人和捐赠企业。感谢儿科医院的三位荣誉员工，资深志愿者：龚晓春、毛爱萍老师，他们多次和医疗队同行，带领志愿者参与筛查引导、病房陪伴、情绪疏导、接送机工作；感谢严晓慧老师用细腻的笔触记录下援滇九年间的感人故事。最后要感谢社工部全体伙伴们，尤其是简杜莹和汪庭娟，在整个项目中倾注的心血和发挥的专业作用。

　　公益在心，志愿在行，为了让大山里的孩子健康快乐地成长，一个都不少，希望有更多的爱心伙伴能和我们一起将爱延续，点亮孩子们的希望。

　　感恩有您！

傅丽丽
2024 年 6 月 29 日

纸 短 情 长

灯下，提笔后记。此刻，"复旦儿科天使志愿服务队"正前行不止地奔赴在云南文山，为西畴县三千多名山区孩子进行先心病、眼科、骨科、外科等疾病的筛查。回望，我的文字实乃奔腾江河中汲取的几朵浪花、深情长歌里摘录的些许音符……纸短情长。

公益心、志愿行。之前九年，一路执著；之后九年、十年，或将无数年，仍会续航一路。回望，我的文字只是"横看成岭侧成峰"的前行者群像中，几位典范样板的寥寥速写，难以绘就"远近高低各不同"的大义大爱，更难道尽白衣天使拯救苍生的家国情怀，与志愿者们无私无畏的灵魂密码……纸短情长。

昨日，参加一场"点亮'心'希望 携手传温情"公益活动。听到组织方上海市志愿服务公益基金会理事长蔡伟民先生以及爱心捐赠方上海华皓会计师事务所主任会计师华皓先生共同讲起的这句话："一个有意义的慈善志愿服务项目，需要有人出钱、有人出力、有人出智慧。"我蓦然想起一位爱心老奶奶。老人家从新闻里得知复旦儿科医院要为云南大关县来沪手术的先心病孩子举行出院欢送会，便独自一人辗转公交，远道赶来医院心血管中心活动现场，为云南的孩子们捐赠了自己一个月的退休金。回望，本书中，我的笔墨大多给了复旦儿科医院的白衣天使与志愿者，而对于老奶奶这样无数的"无名爱心人士与团体"却着墨很少……纸短情长。

好在,我的笔耕仍有未来！好在,公益路上,仍不乏孜孜前行者与记录者……我的纸短情长,相信会有续航的动力与弥补的机会！

至此,致敬公益路上,所有奉献财力、物力、体力、智力的爱心团体与个人！上海,因你们,更显温暖;世界,因你们,将成为美好的人间！

最后,由衷感恩在本书编撰中给予指导与帮助的复旦大学出版社医学分社的朋友们！由衷感恩欣然接受采访并给予鼓励与支持的专家老师们！

公益在心,志愿在行！纸短情长……

严晓慧
2024 年 6 月 29 日夜

附录

"边远地区儿童疾病筛查志愿服务项目"爱心名录

本书附录展示了"边远地区儿童疾病筛查志愿服务项目"执行进程中的工作成效、主要支持方以及曾参与云南义诊筛查工作的志愿者名单,以此对每一位捐赠方、志愿者表示由衷的感谢。涓涓之爱,铭感不忘!

一、复旦大学附属儿科医院"边远地区儿童疾病筛查志愿服务项目"主要支持名单

九年中,复旦儿科医院收到了众多来自基金会、企业及个人的热心支援,用他们的点滴爱心护佑孩子的健康。截至 2024 年 7 月,复旦儿科医院已连续 9 年先后前往迪庆藏族自治州的香格里拉市、维西县、德钦县;红河州的绿春县;大理白族自治州的云龙县、永平县、漾濞彝族自治县、弥渡县;普洱市的孟连傣族拉祜族佤族自治县、西盟佤族自治县、澜沧拉祜族自治县;昭通市的昭阳区、大关县;文山壮族苗族自治州的西畴县等地,开展先心病、眼科、骨科等多病种的义诊筛查,累计为 55 384 名孩子开展筛查,救助来沪慈善手术 240 余名患儿,共计慈善支出 1 178 万余元。在这些千万数字的背后,是一份份点滴爱心汇聚而成的生命"心"希望!

在此,诚挚感谢每一个支持本项目的爱心组织及爱心个人!

爱心名录

基金会名称	项目名称
爱佑慈善基金会	爱佑晨星
	爱佑童心
北京彩虹桥慈善基金会	彩虹桥困境儿童先天性心脏病医疗救助项目
上海东海慈慧公益基金会	"爱心宝贝"儿童先天性心脏病专项基金
上海复旦大学教育发展基金会	陈灏珠院士医学发展专项基金"心肝宝贝—童心守护项目"
	光明之路专项基金
上海侨爱公益发展交流服务中心	"童心救助"慈善公益项目
上海市慈善基金会	巾帼圆桌基金
	"童心援"专项基金
	柏荟美丽天使专项基金
	如新中华儿童心脏病专项基金
	扶轮社"生命的礼物"
	"眼镜哥哥"关爱大病儿童健康行动项目
上海市慈善基金会徐汇区代表处	邻里相助专项基金
上海市儿童基金会	新年新衣项目
上海市儿童基金会复旦大学附属儿科医院代表处	"爱心宝贝"儿童先天性心脏病专项基金
	正弦波先心救助项目
	董颐、陈睿凯、陈靖杭、盛晓涵、王宣卜、黄玲等爱心个人捐助
上海市益彩飞扬公益基金会	专项拨款
上海市志愿服务公益基金会	紫薇儿童心脏病专项基金
	点亮"心"希望儿童先心病筛查和救助项目
	兰专项基金
上海宋庆龄基金会	逸承专项基金
上海星旭公益基金会	疑难重症和遗传病患儿救助项目
上海佑心慈善基金会	"心动万家"关爱先天性心脏病患儿佑心行动项目

二、上海市志愿服务公益基金会点亮"心"希望主要支持名单

绿地控股集团有限公司

上海华皓会计师事务所(普通合伙)

上海香山税务师事务所有限公司

昇珑网络科技（扬州）有限公司

上海炎黄书画院

中国东方航空集团有限公司

上海韦豪创芯投资管理有限公司

上海爱满家家庭服务中心

大道寰球（宁波）私募基金管理有限公司

上海尊雅实业有限公司

张玉屏

上海珍肴电子商务有限公司

裸心酒店管理（上海）有限公司

Jayvier Ng

截至发稿前，上海市志愿服务公益基金会点亮"心"希望儿童先心病筛查诊治和救助项目，累计收到近千笔来自爱心企业（个人）的善款，再次感谢社会各界为困难家庭先心病患儿们献出的爱心。在此呼吁更多的爱心单位、爱心人士一起奉献关爱之心，伸出援助之手，助力志愿服务！

三、2016—2024年复旦大学附属儿科医院"边远地区儿童疾病筛查志愿服务项目"义诊筛查志愿者名单

2016年9月21日至24日赴云南义诊筛查志愿队员名单（迪庆藏族自治州香格里拉市）

复旦大学附属儿科医院

心血管中心：贾兵、刘芳、马晓静、张惠锋、赵趣鸣、仇万山、陶麒麟、潘蕴、张文波、张璟、王慧美

社工部：傅丽丽

上海市志愿服务公益基金会

陈振民、刘瑛、雨兰、朱晓华、齐莹、林胜利、应世超、陆秋贤、顾泳、王翔、张挺

2017年6月11日至17日赴云南义诊筛查志愿队员名单(迪庆藏族自治州香格里拉市)

复旦大学附属儿科医院

心血管中心：叶明、闫宪刚、谈卫强、汤全、罗厚忠、刘芳、何岚、陈伟达、张璟、高燕、金芸、顾青、夏倩

眼科：杨晨皓、高路、周振瑄

骨科：马瑞雪、夏天、宋君

社工部：傅丽丽

志愿者：龚晓春、施咏华

宣传科：罗燕倩

上海市志愿服务公益基金会

陈振民、张新康、刘瑛、朱晓华、齐莹、赵丽霞、周郁文、林胜利、应世超、王翔、张挺

2018年6月12日至17日赴云南义诊筛查志愿队员名单(迪庆藏族自治州香格里拉市、德钦县)

复旦大学附属儿科医院

心血管中心：叶明、谈卫强、沈啸、成梦遇、朱筛成、赵璐、许津瑞、梁雪村、周文娟、叶岚、夏倩

骨科：郑一鸣、宋君

眼科：沈李、钱晨

新生儿科：张蓉、姚莉莉

社工部：傅丽丽、张灵慧、简杜莹

宣传科：罗燕倩

上海市志愿服务公益基金会

陈振民、包起帆(全国劳模)、俞伟、刘瑛、许敏、朱晓华、齐莹、应世超、张伊辰、王翔

2019年5月18日至25日赴云南义诊筛查志愿队员名单（迪庆藏族自治州维西县）：

复旦大学附属儿科医院

心血管中心：叶明、谈卫强、张惠锋、陈伟呈、张立凤、曾子倩、林怡翔、梁雪村、杨佳伦、林锋、夏倩、顾黎琼

骨科：马瑞雪

眼科：周晓红、龚耀辉

社工部：傅丽丽、张灵慧、简杜莹

宣传科：罗燕倩

志愿者：汪颖霞、严晓慧、刘世峰

上海市志愿服务公益基金会

陈振民、刘瑛、朱晓华、应世超、厉文磊、顾依伦、欧建建、顾泳

2020年4月25日至6月25日赴云南义诊筛查志愿队员名单（红河哈尼族彝族自治州绿春县）：

复旦大学附属儿科医院

心血管中心：赵趣鸣

2020年9月18日至22日赴云南义诊筛查志愿队员名单（大理白族自治州云龙县）：

复旦大学附属儿科医院

骨科：王达辉、吴春星

眼科：杨晨皓、朱修宇

社工部：傅丽丽、董颖、汪庭娟

上海市志愿服务公益基金会

陈振民、刘瑛、朱晓华、周敏、应世超、陆炜、欧建建

2022年9月13日至18日赴云南义诊筛查志愿队员名单（普洱市孟

连傣族拉祜族佤族自治县、西盟佤族自治县、澜沧拉祜族自治县）：

复旦大学附属儿科医院

心血管中心：贾兵、张惠锋、王慧美、林怡翔、杨佳伦、夏倩、钟慧

麻醉科：周志坚

社工部：傅丽丽、汪庭娟

志愿者：秦志刚

上海市志愿服务公益基金会兰专项基金

曹蓝、王平

上海市益彩飞扬公益基金会

梁芷澄、杨呈凤、郑秋雯

上海佑心慈善基金会

陈杰、郑风豪

2023年6月12日至14日赴云南义诊筛查志愿队员名单（普洱市澜沧拉祜族自治县）：

复旦大学附属儿科医院

心血管中心：张惠锋、杨佳伦

上海市志愿服务公益基金会兰专项基金

曹蓝、袁艺、郑秋雯、沈正一、张珏、仝文颖、梁晗钰、郭万吉、朱琦、周澄杰、飯塚千景、周恩溢、刘浩恩、Inge Nuraini、Cahya Harianto、Carolyn Rachel Shearer、Aika Alex Shirima、Janice Hiew Yuen Yee、Jariel Ng

2023年6月12日至14日赴云南义诊筛查志愿队员名单（昭通市昭阳区）：

复旦大学附属儿科医院

心血管中心：张惠锋、林怡翔、夏倩、党燕

社工部：王婷、汪庭娟

上海市慈善基金会"童心援"专项基金

雨兰、刘瑛、沈杰

上海愿望成真慈善基金会

韩晨琳、王慧珏

2023年9月19日至23日赴云南义诊筛查志愿队员名单(昭通市大关县):

复旦大学附属儿科医院

心血管中心:刘芳、叶明、郑远征、林怡翔、杨佳伦、夏倩、任玥宏、宗浩(进修)

社工部:傅丽丽、董颖、汪庭娟、刘泳志

上海市志愿服务公益基金会

朱晓华、欣怡、曹蓝、仝文颖

上海佑心慈善基金会

徐凡

2024年4月27日至30日赴云南义诊筛查志愿队员名单(大理白族自治州云龙县、漾濞彝族自治县、弥渡县):

复旦大学附属儿科医院

心血管中心:叶明、张惠锋、曾子倩

社工部:刘玉楣、王婷

上海市慈善基金会"童心援"专项基金

雨兰、刘瑛、沈杰

2024年5月8日至11日赴云南义诊筛查志愿队员名单(大理白族自治州永平县):

复旦大学附属儿科医院

党委书记　李倩

心血管中心：叶明、沈啸、杨佳伦

社工部：傅丽丽、简杜莹、董颖

志愿者：严晓慧

上海复旦大学教育发展基金会

陈灏珠院士医学发展专项基金

CHEN AMY YUN、朱展悦

2024年5月21日至25日赴云南义诊筛查志愿队员名单（昭通市大关县）：

复旦大学附属儿科医院

心血管中心：叶明、石奇琪、赵璐、林怡翔、杨佳伦、邢岚、倪赛男

超声室（厦门分院）：付秀婷

社工部：汪庭娟、刘泳志

志愿者：龚晓春、毛爱萍

上海市志愿服务公益基金会

朱晓华、陈国斌、曲力

上海佑心慈善基金会

陈杰

2024年6月26日至29日赴云南义诊筛查志愿队员名单（文山壮族苗族自治州西畴县）：

复旦大学附属儿科医院

心血管中心：叶明、赵趣鸣、郑超、夏倩、徐昱璐、黄琴、祝玉、曹银银

骨科：马瑞雪、吴春星

眼科：沈李、徐旭东

外科：姚伟

超声室（厦门分院）：尧胜

社工部：傅丽丽、王婷、汪庭娟、刘泳志

志愿者：龚晓春、毛爱萍

上海市志愿服务公益基金会兰专项基金

鞠蔚、衡冠羽

上海佑心慈善基金会

李丛宇、陈杰

北京新阳光慈善基金会三时六度慈善基金

简嘉美